NOUVEAU FORMULAIRE MAGISTRAL

DE

CONSULTATIONS INFANTILES

PAR LE

Dr H. DAUCHEZ

Ancien Chef de Clinique Adjoint de la Faculté
Ancien Interne des Hôpitaux de Paris
Ancien Président de la Société médicale du VIe arrondissement

Prix : 4 francs.

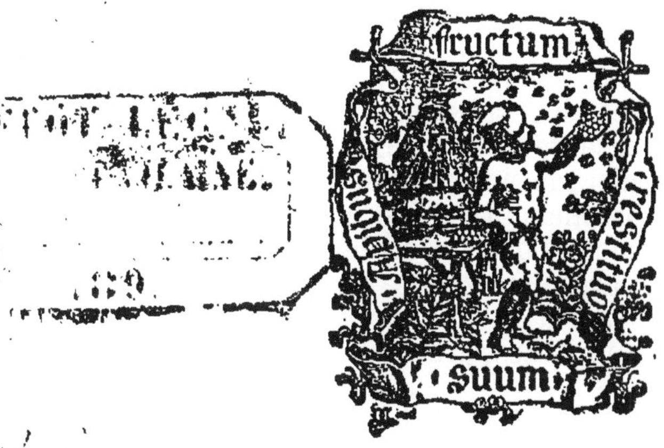

PARIS
SOCIÉTÉ D'ÉDITIONS SCIENTIFIQUES
PLACE DE L'ÉCOLE DE MÉDECINE
4, RUE ANTOINE-DUBOIS, 4

1899

NOUVEAU FORMULAIRE MAGISTRAL

DE

CONSULTATIONS INFANTILES

NOUVEAU FORMULAIRE MAGISTRAL

DE

CONSULTATIONS INFANTILES

PAR LE

Dr H. DAUCHEZ

Ancien Chef de Clinique Adjoint de la Faculté
Ancien Interne des Hôpitaux de Paris
Ancien Président de la Société médicale du VIe arrondissement

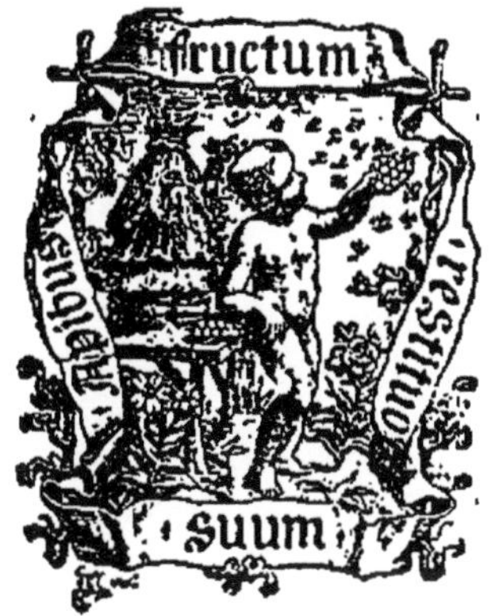

PARIS
SOCIÉTÉ D'ÉDITIONS SCIENTIFIQUES
PLACE DE L'ÉCOLE DE MÉDECINE
4, RUE ANTOINE-DUBOIS, 4

1898

AVANT-PROPOS

Il est hors de doute que le praticien le plus expérimenté ne saurait avoir toujours présente à l'esprit la formule appropriée à l'âge, à la constitution et à la résistance individuelle des enfants pour lesquels il est consulté, clientèle intéressante et productive s'il en fut pour tout médecin occupé.

Connaissant par lui-même ces difficultés, et sachant d'autre part combien vague et inféconde est la lecture du minuscule paragraphe de traitement surajouté presque à regret à chacun des chapitres de tous nos traites classiques, l'auteur a pensé simplifier la besogne à des confrères en leur proposant un programme clair, précis et concis à suivre pendant les deux ou trois premières semaines.

En raison de la vaste étendue de la clinique infantile et de la spécialisation de quelques-uns de ses confrères, il a cru par prudence et par déférence devoir faire appel à l'expérience de la vieille École représentée par Barthez, Roger, Archambault, Labric, A. Ferrand, J. Simon, le professeur Grancher, dont il fut l'élève, et de la jeune et brillante génération médicale avec laquelle il a vécu : le professeur Hutinel, Sevestre, Moncorvo, Blache, Marfan, Legroux, Variot, Legendre, J. Comby, Descroizilles, Guinon, Nogué, Mercier, etc., etc.

Enfin le concours de plusieurs confrères français et étrangers adonnés à la dermatologie, MM. L. Jullien, Feulard, ou à l'ophthalmologie ont permis à l'auteur de rendre ce *formulaire de poche* aussi complet que possible.

Un court paragraphe de séméiologie précède l'indication thérapeutique de certains syndromes et de quelques affections d'ordre médico-chirurgical tels que l'ascite, l'appendicite, l'asthme, etc.

Ce nouveau et troisième volume, très portatif, complètera heureusement les deux premiers ouvrages de thérapeutique infantile du Dr Dauchez, édités par la Société des Éditions Scientifiques.

NOUVEAU FORMULAIRE MAGISTRAL

DE

CONSULTATIONS INFANTILES

Acné chez une jeune fille à l'époque de la puberté (DAUCHEZ).

1° Chaque jour au repas de midi, la malade prendra dans un peu de pain à chanter une des prises suivantes :

℞	Colombo pulver.............	āā 1 gr.
	Safran pulver...............	
	Fer réduit par l'hydrogène...	
	Aloès........................	0,50 centigr.

M. s. a. et div. en dix prises. Dix jours de traitement, suivis de dix jours de suspension, pendant lesquels on entretiendra le soir la liberté du ventre à l'aide de l'eau purgative de Montmirail (un V.) ou Rubinat (I V. à liq.).

2° Chaque soir, des lotions d'eau savonneuse seront pratiquées avec de l'eau très chaude.

3° Le lendemain matin, le front, le nez, le menton et les régions atteintes seront frictionnées soit avec de l'eau de Cologne, soit avec la solut. suivante :

℞	Ether sulfurique. .	15 gr.
	Borate de soude...	10 gr.
	Eau................	250 gr.

4° On excluera du régime les crustacés, les salaisons, les viandes fumées, les crudités, le radis noir, etc. Le lait et la viande crue seront conseillées contre la dyspepsie.

Adénie ou lymphadénie sans leucémie (P. Legendre).

1° On combattra la polyadénie résultant des lésions chroniques des muqueuses nasales, lacrymales, buccales ou des dermatoses chroniques, par le traitement approprié à chacune de ces lésions, irrigations au permanganate à $\frac{1}{5\,000^e}$, applications topiques d'acide chromique au 10e, au 20e, de toile caoutchoutée, etc.

2° Tous les modificateurs généraux de la nutrition seront tour à tour employés :

Vie au grand air, inhalations d'oxygène, hydrothérapie, balnéation saline, massage, etc.

3° Parmi les agents médicamentaux, l'huile de foie de morue simple, créosotée ou iodoformée, sera conseillée si l'état des voies digestives le permet; les sirops alcalins et iodurés (surtout le sirop d'iodure de fer) succèderont à l'huile de foie de morue et pourront alterner avec le sirop iodotannique (2 à 4 c. à café).

4° Le traitement arsenical (BOUCHARD et GILBERT), sera continué à haute dose un mois sur deux pendant trois semaines (Eau de la Bourboule, 50 à 100 gr., progressivement), ou liqueur de Fowler, de 2 à 16 gouttes jusqu'à production des premiers phénomènes d'intoxication (coryza, pharyngite, prurit).

Adénites aiguës et chroniques (*Enfant de 6 ans*).

1° La lésion septique de la peau ou des muqueuses sera traitée comme pour l'adénie (Irrigations pharyngées ou nasales, insufflations de poudres antiseptiques :

Carbonate de magnésie....	ãã. 5 gr.
Benjoin pulvérisé..........	
Quinquina gris pulvérisé..	
Sulfate de quinine.........	1 gr.
ou Alun calciné...........	1 gr.

M. s. a., en topiques, en insufflations légères.

2° Des badigeonnages à la teinture d'iode fraîche et non acide, seront pratiqués alternativement avec des applications locales d'emplâtre de Vigo cum mercurio (LABRIC).

3° Chaque jour pendant 4 à 6 jours consécutifs, l'enfant prendra aux heures des repas un des cachets suivants pendant la période aiguë :

Iodoforme déodorisé.....	0,10 centigr.
Poudre de café torréfié..	0,20 centigr.

M. s. a p. un cachet. Cachets n° 12.

4° On attendra que l'adénite se résolve sous l'influence d'applications résolutives (pommades iodurées belladonées ou mercurielles belladonées).

5° Si la suppuration se manifeste, on n'ouvrira qu'à la dernière extrémité (J. SIMON), l'abcès froid, parallèlement aux plis de la peau et avec une lancette (LABRIC).

6° Mêmes toniques généraux que pour l'adénie (Voyez ce mot).

Adénopathie trachéo-bronchique tuberculeuse. Hypertrophie ganglionnaire du cou et des aisselles. *Enfant de 8 ans.*

(Dr J. COMBY.)

1° Le traitement général sera continué pendant cinq à six mois au moins.

On prescrira alternativement, l'huile de foie de morue, le sirop d'iodure de fer, et le lait iodé.

Le lait iodé (dix centigrammes par litre) et

le lait phosphaté se recommandent surtout aux jeunes enfants.

2° Des vésicatoires volants seront appliqués au niveau des points mats et du souffle, soit le long des gouttières vertébrales, soit au-devant du sternum.

3° On pansera le vésicatoire avec la pommade suivante :

Iodure de potassium.....	2 gr.
Extr. de ciguë	2 gr.
Axonge benzoïné	30 gr.

4° L'hiver, l'enfant sera dirigé vers une ville du littoral méditerranéen (Cannes ou Menton). Et l'été, on conseillera une saison à la Bourboule (eaux chlorurées et arsenicales) ou au Mont-Dore.

5° En cas d'insuccès, l'enfant sera conduit à Challes, aux Eaux-Bonnes, ou à Salies de Béarn, lorsque la bronchite catarrhale s'accusera et persistera.

Adénopathie trachéo-bronchique, simulant l'asthme.

Enfant de 2 ans. (Labric et Dauchez.)

1° Pratiquer chaque matin des frictions révulsives le long de la colonne vertébrale, à l'aide d'une flanelle imbibée d'essence de térébenthine, ou de teinture d'iode.

Ces frictions porteront sur la gouttière vertébrale en dedans de chacun des deux omoplates.

2° La deuxième semaine, on fera le soir une onction avec une légère couche d'onguent napolitain ou de pommade mercurielle belladonée.

3° Au moment des accès dyspnéiques, on pratiquera une inhalation d'éther.

4° Dans l'intervalle, on aura recours aux inhalations d'oxygène.

5° Et à l'administration de l'iodure de sodium.

Iodure de sodium	5 gr.
Sirop de quinquina........... } Sirop d'écorce d'oranges..... }	āā 100 gr.

Une cuillerée à café matin et soir.

Albuminurie chez un convalescent de fièvre éruptive, scarlatine, oreillons, diphtérie, rougeole, fièvre typhoïde ou grippe, avec anurie.

Enfant de 4 ans. (P. C. LEGENDRE.)

1° Si l'enfant accuse de la céphalée, de l'amblyopie, ou de l'oligurie, on aura immédiatement recours aux diurétiques, aux révulsifs, et aux purgatifs drastiques (julep et scammonée) (lav. purgat.). A titre diurétique, le lait, l'eau par la bouche ou en grande irrigation intestinale. La digitale et la caféine sont particulièrement indiquées :

℞		
℞	Poudre de feuilles de digitale...........	0,20 centigr.
	Eau bouillante.....	60 à 80 gr.

Infusez 20 à 30 minutes et ajoutez :

Vin de caféine ...	} ãa 20 gr.
Sirop d'écorces d'oranges..........	}

Cette potion sera donnée 3 jours, suspendue de même et reprise suivant les besoins.

2° Dans l'intervalle une injection de caféine sera continuée chaque jour.

Caféine	2 gr. 50
Benzoate de soude.........	3 gr.
Eau distillée stérilisée......	7 gr.

3° On devra éviter le plus possible l'action des sels de potasse (nitrate de potasse et de soude) parfois irritants pour le rein.

4° En même temps la révulsion sera largement utilisée, sauf sous la forme de vésicatoire. On appliquera à la région lombaire des ventouses et des cataplasmes chauds sinapisés tous les deux jours environ.

5° L'antiseptie intestinale (Benzonaphtol. 1 gr. 50) le bétol (0,10 à 0,20) une à deux fois par jour diminueront la toxicité urinaire.

6° Enfin des frictions sèches seront pratiquées tous les jours.

Les bains de vapeur au lit seront utilisés si la peau répond mal aux excitations externes.

Alopécie chez un enfant syphilitique convalescent de fièvre typhoïde. (Dr J. COMBY.)

1° La tête de l'enfant sera protégée contre les frottements et la pression des oreillers par un bon enveloppement.

2° Matin et soir, on fera une onction avec la pommade suivante :

℞		
	Moelle de bœuf.....	30 gr.
	Sulfate de quinine. }	āā 0,50 centigr.
	Turbith minéral.... }	

3° On alternera avec la lotion suivante :

℞		
	Eau distillée........	100 gr.
	Carbonate de soude }	āā 1 gr.
	Borax............. }	

(MAURIAC.)

4° Une fois par semaine, on savonnera le cuir chevelu, puis on fera une friction avec :

℞		
	Alcool...............	100 gr.
	Naphtol β............	0,50 centig.

5° Le traitement spécifique sera institué, sirop de Gibert ou liqueur de Van Swieten (J. SIMON).

Alopécie consécutive à la Pelade.

1° Savonner chaque soir la tête de l'enfant au savon de goudron, et lotionner ensuite la tête avec le

Liniment	Alcoolat de Fioraventi....	100 gr.
	Teinture de cantharides.	10 gr.
	Teinture de noix vomique	20 gr.

2° Après la lotion, pratiquer une onction avec la pommade suivante (MERCIER) :

Poudre d'écorce de quinquina.	8 gr.
Huile d'amandes douces.......	8 gr.
Moelle de bœuf.	14 gr.

3° Faire ce traitement trois jours, puis trois jours de repos, et ainsi de suite.

Angine diphtérique.

(Voy. *Diphtérie et Croup.*)

Angine herpétique douloureuse, Fièvre herpétique, Manifestations herpétiques disséminées. Troubles gastriques avec Hyperpyrexie. *Enfant de 5 ans.*

(DAUCHEZ.)

1° S'il y a quelques doutes, au début de l'angine herpétique, l'isolement préventif devra être conseillé.

2° Aussitôt le diagnostic établi, si l'état saburral des voies digestives s'accentue, on prescrira le vomitif suivant :

Hydrolat de menthe..	90 gr.
Sirop de Violettes.....	10 gr.
Poudre d'ipécacuanha.	0, 30 à 0, 40 cent.

à prendre en deux ou 3 fois, à cinq minutes d'intervalle.

3° Des badigeonnages avec de l'eau de chaux diluée (ROGER) seront renouvelés toutes les trois heures.

4° Et si la douleur persiste, on touchera légèrement les vésicules d'herpès avec un pinceau d'ouate *légèrement* imbibé de la solution suivante :

Sulforicinate de soude....	7 gr.
Acide phénique neigeux..	3 gr.
Bromure de potassium...	0, 50 centigr.
Teinture d'aconit.........	X gouttes.

Cette solution s'émulsionnant très facilement dans l'eau, pourra chez un enfant de 8 à 10 ans être diluée dans un peu d'eau chaude pour servir de gargarisme (1 c. à c. par demi-verre d'eau chaude.)

5° Le soir on administrera un quart de lavement additionné de 0, 25 à 0, 50 centigrammes d'antipyrine, suivant l'âge de l'enfant, et suivant le degré de l'hypertermie.

6° Les poussées d'herpès labialis seront

modifiées par des applications successives de la pommade suivante :

P de us. ext.
- Résorcine.................... 0,50 cent.
- Oxyde de zinc.............. } āā 5 gr.
- Fleur d'amidon chimiq.purs }
- Vaseline blanche stérilisée. 20 gr.

7° Quelques bains de son de 20 minutes et d'une température moyenne de 35° seront renouvelés trois jours de suite, si la température reste élevée ou si de nouvelles poussées d'herpès viennent à se produire.

8° Enfin, si l'angine herpétique devient périodique, on prescrira dans l'intervalle des poussées, indépendamment du traitement local (thermo-cautère, ou attouchement de teinture d'iode ou de poudre d'alun) deux prises de tannin de 0,05 centigrammes chaque dans un peu de confiture ou de vin sucré pendant 8 à 10 jours. — Saison à Uriage. (JULLIEN.)

Anorexie chez un enfant constipé.
(*Enfant de 12 ans.*)

1° Dans la matinée faire prendre à l'enfant quelques cuillerées à café de la potion suivante :

Extrait de colombo.......... 1 à 2 gr.
Sirop de fenouil.............. 30 gr.
Décocté de jalap (à 1 p. 100). 100 gr.

dans une tasse d'infusion de maté (thé du Paraguay).

2° Pendant les deux principaux repas l'enfant sera soumis à l'usage des boissons glacées et en particulier de lait coupé d'eau de Brucourt. — Si l'anorexie est absolue, on donnera en boisson, de 100 à 200 grammes de limonade citrique glacée.

Viandes froides. — Sandwichs. — Jambon d'York. — Poisson froid mayonnaise. — Légumes verts en purée. — On évitera les farineux.

Les trois repas de la journée seront fixés aux heures suivantes : 8 heures, midi et 7 heures du soir.

3° A la fin du repas, si la constipation est légère, on prescrira un tiers de la potion suivante :

Magnésie calcinée............	2 gr.
Alcool de carvi................	10 gr.
Sirop de gingembre..........	20 gr.
Hydrolate de menthe poivrée..	70 gr.

Et si la constipation s'accentue, trois des cachets suivants par jour :

Pancréatine.............	aa 0,20 centigr.
Pepsine.................	
Rhubarbe...............	
Poudre de noix vomique..	1 centigr.

4° Lotion froide ou hydrothérapie froide.

Appendicite simple (*chez un enfant de 7 ans, constipé habituellement*). **Douleur cœcale et vomissements bilieux.** (Dr H. DAUCHEZ.) (V. *Typhlite*).

Commémoratifs. — Douleur cœcale ou ombilicale diffuse (fosse iliaque) spontanée, brusque. — Empâtement. — Fièvre modérée 3 à 4 jours. Vomissements ou nausées. — Redouter la réapparition de la fièvre au sixième jour (suppuration). (BRUN.)

1° L'enfant sera maintenu au repos absolu au lit.

2° Une large vessie de glace sera maintenue sur la fosse iliaque droite enveloppée dans un linge mouillé.

3° Après 48 heures de ces applications de glace, si la douleur persiste, on appliquera un vésicatoire volant de larges dimensions (12 à 15 centimètres carrés), qui sera retiré et pansé au liniment oléo-calcaire dès qu'il aura pris.

4° Les prises suivantes seront données toutes les heures jusqu'à effet purgatif :

Calomel à la vapeur...........	0,02 centigr.
Poudre de feuilles de belladone.	0,01 centigr.
Scammonée pulvérisée.........	0,10 centigr.

pour une prise. De trois à quatre prises dans les 24 heures.

5° Lait coupé d'eau de Vichy (au quart), par fractions de cinquante grammes au plus.

Champagne frappé. Glace à la vanille, à la framboise, au citron ou à l'ananas.

6° Dix ou douze jours après la cessation des accidents aigus, massage circulaire chaque jour sur la fosse iliaque droite (MONNIER), et si les poussées d'appendicite reparaissent deux fois, l'intervention chirurgicale s'impose entre deux poussées.

Ascarides lombricoïdes

chez un enfant lymphatique présentant des troubles gastriques. (RILLET et BARTHEZ.)

1° Le malade prendra pendant cinq à six jours l'infusion suivante :

Infusion de mousse de Corse (à 8 gr.).	180 gr.
Sirop de miel	32 gr.

ou si l'enfant répugne à cette préparation, prescrire une gelée de mousse de Corse composée de vin rouge et de cassonade, 2 à 3 cuillerées à bouche par jour (TROUSSEAU et PIDOUX.)

2° Si les ascarides reparaissent, on associera aux précédents médicaments le lavement suivant :

Mousse de Corse..........	āā 8 gr.
Valériane..................	
Semen contra	

infusez dans deux tasses d'eau bouillante, passez.., (pour un lavement).

3° Dans les cas rebelles, on pourra donner deux fois par jour un des paquets suivants :

Poudre de racine de Valériane } Semen contra................ }	$\widetilde{aa}$ 1 gr.
Calomel à la vapeur..........	0,10 centigr.
Sucre blanc...................	2 gr.

M. s. a. et div. en quatre paquets.— A prendre deux jours de suite dans du miel.

4° Si l'enfant est indocile[1], on devra préférer à la poudre de semen contra dont l'odeur est pénétrante, le sirop suivant à dose d'une cuillerée à bouche le matin pendant trois jours :

Follicules de séné.... Rhubarbe............. Semen contra......... Mousse de Corse...... Fleurs de tanaisie... Petite absinthe.......	$\widetilde{aa}$ 4 gr.

Infuser à froid dans 240 gr. d'eau, passer et sucrer q. s. (p. sirop).

1. Chez les jeunes enfants et chez les enfants très indociles, il est bien préférable, comme le conseillait notre regretté maître M. Labric, de prescrire la santonine que nous avons vu réussir aux doses ci-dessous indiquées chez un enfant porteur de plus de cent ascarides :

Calomel à la vapeur... } Poudre de jalap....... }	$\widetilde{aa}$ 0,20 centigr.
Santonine.............	cinq centigr.

Ascite consécutive à une cirrhose cardiaque, sans diarrhée et sans accidents cachectiques.

Séméiologie. — Nous supposons l'ascite consécutive à une *cirrhose cardiaque*. Mais elle peut succéder à une *cirrhose alcoolique*, à une *néphrite albumineuse*, *scarlatineuse*, à l'*entérocolite* (DESCROIZILLES), souvent à la *péritonite tuberculeuse* (DAUCHEZ), mais alors elle est peu abondante. Quelquefois elle est *essentielle* (RILLET et BARTHEZ). On la rencontre alors chez des jeunes filles de douze à quinze ans exposées au froid humide.

1° Une fois par semaine au moins, l'enfant sera purgé, soit avec deux ou trois verres à Bordeaux d'eau saline (Villacabras dans du bouillon dessalé). Le même jour, on lui administrera plusieurs demi-verres d'infusion de genièvre, additionné *d'une cuillerée à café* du sirop suivant :

Sirop de digitale............	30 gr.
Nitrate de potasse...........	2 gr.
Sirop des cinq racines.......	20 gr.

2° Le lait constituera le principal aliment. On pourra y joindre, si l'intolérance se manifeste, du café légèrement alcoolisé, du chocolat, du thé additionné de faibles doses de théobromine (de 0,20 centigr. à 0,30 centigr. en 3 fois (de 5 à 10 ans) pendant quelques jours.

3° L'usage du fer (Eau des Huchers) et des préparations iodurées

Sirop d'iodure de fer	125 gr.
Iodure de potassium	3 gr.
Sirop antiscorbutique	25 gr.

devra être prescrit de dix à douze jours par mois, une cuillerée à bouche dans 1/4 de verre d'eau.

4° La surface de l'abdomen sera badigeonnée un jour sur deux de teinture d'iode et les autres jours du mélange suivant :

Huile de jusquiame	60 gr.
Collodion élastique	20 gr.

jusqu'à ce que la ponction évacuatrice soit devenue indispensable.

Asepsie.

(Voy. *Scarlatine.*)

Asphyxie locale des extrémités au début.

Enfant de 8 ans. (R. NOGUÉ.)

1° L'enfant sera soumis à l'action des courants continus (appareil de Gaiffe au bioxyde de manganèse de 20 à 30 éléments).

Le pôle positif, sur la cinquième vertèbre cervicale et le pôle négatif sur la cinquième vertèbre lombaire. Toutes les 3 ou 4 minutes on fera remonter un peu le rhéophore négatif.

La durée de chaque séance durera de 10 à 15 minutes.

Tous les jours également, des applications locales de boues de Dax ou de Saint-Amand seront faites sur les extrémités malades pendant 10 ou 15 minutes et entourées ensuite d'une couche d'ouate.

3° Ces applications seront continuées 3 à 4 semaines au moins, et suivies de douches froides locales sur les mains et les pieds. (FOURNIER.)

4° Si la douche est mal tolérée, ou impraticable, on pratiquera des frictions stimulantes avec le liniment suivant :

Baume de Fioraventi......	130 gr.
Teinture d'arnica........	$\overline{aa}$ 10 gr.
Alcool camphré..........	

5° Si malgré tout, il se produisait quelques escharres, on ferait baigner les mains dans une décoction concentrée de feuilles de noyer, additionnée de lie de vin ou de poudre d'alun (4 gr.). (H. DAUCHEZ.)

Asthme chez un enfant de cinq à dix ans.

(DAUCHEZ.)

Considérations pathogéniques et cliniques. L'asthme est assez rare chez l'enfant, néanmoins il existe. Il reconnaît des causes multiples. Le plus souvent cependant il succède à une excitation périphérique, chez les descendants d'arthritiques. De là la division de l'asthme en

1. Asthme reflexe.
- d'origine nasale.
- — adénoïdienne.
- — amygdalienne.
- — pulmonaire.
- — ganglionnaire.
- — cutanée (eczéma).
- — viscérale (dyspepsie, troubles gastriques.)
- — génitale.

2. Asthme constitutionnel ......
- héréditaire.
- migraineux.
- goutteux.
- arthritique.
- neuro-arthritique, à tendances spasmodiques.

L'asthme infantile est beaucoup plus bénin, beaucoup plus curable, lorsqu'il éclate au-dessous de huit à dix ans, et qu'il est bien soigné.

I. — *Traitement de l'accès* (sans bronchite catharrale) (DAUCHEZ).

1° Au moment de l'accès, on pourra pratiquer au-dessus de cinq ans, une injection de trois, cinq à six milligrammes de morphine, si la dyspnée s'exaspère.

On pourra également pratiquer de légères inhalations de chloroforme (cinquante à cent gouttes) ou d'éther (15 à 40 gr.).

2° Si l'enfant sait fumer, on pourra lui faire aspirer qulques bouffées d'une cigarette de datura, ou faire fumer celle-ci par un assistant entre les rideaux du lit.

3° Concurremment, ou en cas de reprise,

on pratiquera des inhalations de pyridine (cinq gouttes) sur une assiette ou sur un mouchoir doublé de taffetas, fixé autour du cou et relevé.

II. — *Traitement de l'accès* (en cas de catarrhe bronchique) (DAUCHEZ).

1° Faire prendre à l'enfant par cuillerée à bouche, de cinq en cinq minutes, la potion vomitive suivante — jusqu'à vomissements :

Eau de menthe..........	90 gr.
Sirop de menthe........	10 gr.
Sirop d'ipécacuanha.....	25 gr.
Poudre d'ipécacuanha ...	0,50 centigr.

dans une tasse de thé bien chaude.

2° Inhalation de sels anglais, de vinaigre aromatique.

3° Frictions sur le devant de la poitrine avec de l'eau de Cologne que l'on pourra verser sur une compresse mouillée et maintenir fixée au-devant de la poitrine (H. MOLLIÈRE).

Asthme chez un enfant à tendance neuro-spasmodique. (MONCORVO et NOGUÉ.)

1° Faire prendre par cuillerées dans un julep gommeux :

Teinture de lobelia inflata		VIII à XV gouttes (MONCORVO).
Id.	id.	1 à 2 grammes (DESCROZILLES).

Ou en potion :

Teinture de lobélie........ — de belladone.....	ãa V à X gouttes.
Liqueur d'Hofmann........	2 gr.
Eau de fleurs d'oranger....	30 gr.
Eau distillée de tilleul.....	100 gr.

2° Enfin, en cas d'insuccès, alternativement, cette potion et la suivante (NOGUÉ) :

Bromure de sodium.............	1 gr.
Alcoolature de racine d'aconit.. Teinture de belladone..........	ãa V gouttes
Sirop d'écorce d'oranges amères. Eau	ãa 60 gr.

par cuillerées à café, toutes les dix minutes.

3° Soutenir l'action du cœur à l'aide du vin de caféine (sirop de quinquina) parties égales (DAUCHEZ).

Asthme chez un enfant arthritique.

IV. — 1° Aux indications précédentes, on pourra ajouter l'usage de la potion suivante :

Sirop de digitale......... Sirop d'éther	ãa 200 gr.
Iodure de potassium......	20 gr.

de deux à trois cuillerées à café par jour.

2° Le séjour dans un climat tempéré, et surtout à Cannes, devra être conseillé en hiver. En été, les eaux arsenicales de la Bourboule seront très utiles. Dans les formes catarrhales, on préfèrera les eaux sulfureuses de Saint-Honoré.

3° Il va de soi que l'examen méthodique des fosses nasales, du retropharynx, devra être pratiqué. L'extirpation des amygdales, ou des végétations (cf. *Revue internationale de rhinologie-otologie*, etc., janv. 1896, p. 23), s'impose souvent.

On traitera de même l'état général par des cures arsenicales intermittentes (huit jours de liq. de Fowler, 3 à 6 gouttes), ou les troubles viscéraux, et les lésions périphériques par des médications appropriées.

Asystolie — par myocardite — au cours de la fièvre typhoïde.

1° Le repos absolu, au lit, sera exigé.

2° Chaque jour l'enfant prendra, autant que possible, 1 500 grammes de lait ou plus, en huit ou dix fois. On y ajoutera quelques cuillerées de café, de grog, et une cuillerée à café du sirop suivant :

Sirop de pointes d'asperges..	40 gr.
Oxymel scillitique...........	20 gr.
Nitrate de potasse...........	1 gr.

3° Trois jours consécutifs l'enfant prendra une cuillerée à café par jour de la préparation suivante (BLACHE) .

Teinture de digitale......... 1 gr.
— de strophantus..... 1 gr. 50
— Eau laurier cerise.. 5 gr.
Sirop simple................ 60 gr.

4° S'il est très oppressé, on substituera à cette première potion la suivante (BLACHE) :

Teinture de digitale....... 1 gr.
— de Mars.......... 0,50 centigr.
Sirop d'éther............... 10 gr.
Eau de menthe............ 40 gr.

Une à deux cuillerées à café par jour (trois à quatre jours).

5° Pendant la convalescence, l'enfant prendra quelques cuillerées de vin de caféine. — Au repas de midi et matin et soir, une cuillerée à dessert de la solution (BLACHE) :

Iodure de potassium......... 8 gr.
Sirop diacode................. 20 gr.
Sirop d'écorce................ 30 gr.
Eau......................... 120 gr.

Athrepsie chez un enfant avant terme, élevé au biberon mais non syphilitique. (DAUCHEZ.)

1° L'enfant sera mis immédiatement au sein d'une bonne nourrice toutes les deux heures. La tétée ne durera que 5, 8 ou 10 minutes, suivant l'état des voies digestives et la tendance au vomissement; si l'enfant ne peut téter, la nourrice aspirera elle-même son lait au moyen du tire-lait du Dr Budin et le lui donnera à la cuillère.

Au besoin le lait d'ânesse en cas de troubles gastriques persistants.— Et, à défaut de celui-ci, 50 grammes de lait bien frais stérilisé pur ou coupé d'eau bouillie seraient administrés toutes les deux ou trois heures.

2° L'enfant prendra soit une petite cuillerée à café d'eau de chaux ou d'eau de Vals trois fois par jour. — Et si l'enfant vomissait encore, on aurait recours à la potion suivante :

Acide chlorhydrique médicinal.	dix gouttes.
Pepsine amylacée...............	1 gr.
Sirop de groseille...............	20 gr.
Eau distillée stérilisée.........	80 gr.

aux mêmes doses.

3° Après évacuation complète de l'intestin, à l'aide d'un léger purgatif (huile de ricin, sirop de gomme p. ex.), ou d'une large irrigation intestinale, on pourra utilement désinfecter l'intestin de l'enfant en donnant à celui-ci de un à trois des paquets suivants dans les vingt-quatre heures :

Bétol ou benzonaphtol......	0,05 centigr.
Pancréatine.................. Sous-nitr. de bismuth.......	$\overline{\text{aa}}$ 0,10 centigr.

M. s. a. pour une prise, f. s. a. prises n° 10.

4° On évitera surtout de gaver l'enfant (Blache) et on tendra au contraire à fractionner les doses de lait dont les récipients devront être vidés et passés à l'eau bouillante.

5° Dès que les troubles intestinaux auront cessé, on fera appel aux médications toniques.

Sirop de quinquina.. Eau-de-vie vieille...	$\overline{\text{aa}}$ 5 à 10 gr. par jour.

6° L'enfant sera maintenu l'hiver, et pendant les saisons froides, complètement enveloppé d'une épaisse feuille d'ouate fendue entre les jambes, recouverte de taffetas gommé chiffon, fixée par une large bande de caoutchouc de 6 à 8 mètres pour permettre les évacuations sans enlever le bandage.

7° L'alimentation au sein sera continuée jusqu'à 16, 18 ou 20 mois.

Blépharite chronique. (Dr Gréadle.)

1° Enlever les croûtes à l'aide de lotions chaudes d'eau boriquée. Traiter ces ulcérations avec le nitrate d'argent à une ou plusieurs reprises ; s'il reste de l'inflammation, onctions avec la pommade (vaseline à l'oxyde de zinc).

2° Dans la *forme squameuse*, on emploiera de préférence aux pommades à l'oxyde jaune ou rouge de mercure des onctions avec la préparation suivante :

Lait de soufre	1 gr.
Résorcine....................	1 gr.
Vaseline.....................	40 gr.

3° Après la guérison, il faudra combattre la cause de la blépharite (vice de réfraction de l'œil, altération de l'appareil lacrymal, lésions des fosses nasales).

Bronchite chronique chez un enfant asthmatique atteint de végétations adénoïdes.

Enfant de 8 ans.

(P. Legendre et Dauchez.)

1° Lorsque les fosses nasales seront très obstruées, leur extirpation s'impose. Leur présence, constatée par le toucher du pharynx rétro-nasal, gêne-t-elle à peine le passage de l'air, on se contentera d'irrigations tièdes avec la solution boriquée tiède suivies d'applications bi-quotidiennes de vaseline boriquée au dixième.

Sol. pour irrigat. nasales	Acide borique.	35 gr.
	Naphtol β	0,20 centigr.
	Eau	1000 gr.

2° L'anse galvano caustique (après cocaïnisation) ne sera employée que dans les cas d'hypertrophie notable des cornets.

3° Enfin, à l'aide du pinceau coudé, quelques attouchements sur les végétations adénoïdes de petit volume pourront être pratiqués à l'aide de la solution iodo iodurée, ou de la solution de résorcine (Eau et résorcine parties égales) (MARAGE).

4° Des insufflations seront pratiquées le plus profondément possible sur la surface des végétations adénoïdes et des cornets avec :

Poudre comp. (MOIZARD).	Poudre de benjoin...	āā 5 gr.
	Salycilate de bismuth.	
	Sulfate de quinine....	1 gr.

5° Après guérison de la rhinite chronique l'enfant sera soumis aux inhalations d'air comprimé ou aux inhalations d'oxygène saturé de vapeurs antiseptiques (essence d'eucalyptus, térébenthine, etc.

6° Si l'arthritisme prédomine avec les phénomènes d'asthme, on combattra la diathèse et ses effets à l'aide de la solution suivante :

Eau distillée.............	200 gr.
Iodure de potassium	5 gr.

Deux cuillerées à bouche par jour et on augmentera progressivement, s'il y a lieu. — L'iodure sera donné et suspendu alternativement dix jours consécutifs, pendant six semaines environ, au printemps et à l'automne.

7° Quelques bains salés (saturés) seront

donnés chaque semaine, si le lymphatisme prédomine et des injections d'eau salée seront pratiquées dans les oreilles, s'il existe de l'otorrhée.

8° Les balsamiques (benzoate de soude terpine, goudron et poudre de Dower) seront utilisées chez les enfants catarrheux, lorsque l'état général se sera modifié et que quelques accidents locaux légers persisteront seuls.

9° L'expectoration chez les enfants déprimés sera favorisée par l'administration de la potion suivante :

Sirop de polygala..........	25 gr.
Eau-de-vie vieille,.........	15 gr.
Oxymel scyllitique........	10 gr.
Gomme d'ammoniaque.....	0,50 cent.

et chez les enfants vigoureux par quelques pastilles d'ipecacuanha données dans la matinée (Labric).

10° L'enfant fera un séjour prolongé à Montreux, ou à Lézin (Suisse), ou à Arcachon.

Bronchite inflammatoire aiguë capillaire chez un jeune enfant. (Ferrand.)

1° Donner à l'enfant le vomitif suivant :

Poudre d'ipécacuanha...	0,50 centigr.
Sirop d'ipécacuanha.....	50 gr.

par cuillerées à café de cinq en cinq minutes jusqu'à production de vomissements.

2° Frictionner le dos avec un tampon de ouate mouillée de sept à 8 gouttes d'huile de croton.

Huile de croton..... X gouttes.

3° On appliquera encore sur le devant de la poitrine un large cataplasme recouvert de ouate et de taffetas gommé, et ensuite, s'il y a lieu, un vésicatoire qu'on ne laissera que quatre à cinq heures en place, pour le panser avec des compresses de gaze enduites de vaseline.

4° On donnera d'heure en heure une cuillerée à dessert de cette potion :

Infusion de polygala.........	100 gr.
Sirop de capillaire............	30 gr.
Eau chloroformée.............	20 gr.
Oxyde de blanc d'antimoine.	1 gr.

M. s. a.

5° En cas de constipation, donner tous les jours ou tous les deux jours le lavement suivant :

Infusion de sené faite avec cinq grammes de follicules de sené......	100 gr.
Glycérine..........................	10 gr.

M. s. a. pour un lavement.

6° Alimenter l'enfant avec du lait, alternativement avec du grog léger, ou du vin de malaga.

Bronchite spasmodique
chez un jeune homme nerveux.
(A. Ferrand.)

1° Tisane d'infusion de serpolet ou de laurier blanc.

2° Pratiquer sur la poitrine une large onction au moyen de ce liniment :

Baume de Fioraventi....	80 gr.
Chloroforme............	20 gr.

3° Donner toutes les trois ou quatre heures environ une de ces pilules :

Extrait de datura.....	0,05 centigr.
Extrait thébaïque.....	0,01 centigr.
Poudre de valériane...	q. s.

M. s. a. pour une pilule.

4° Le soir et la nuit, en cas de quintes, donner une cuillerée à soupe de cette potion :

Infusion de fenouil.............	120 gr.
Laudanum de Sydenham........	0,50 centigr.
Eau distillée de laurier-cerise.	20 gr.

5° Fumigations émollientes avec l'infusion de bouillon blanc.

Bronchite congestive chez un jeune enfant.
(Dr A. Ferrand.)[1]

1° Tenir l'enfant emmailloté dans un large cataplasme de farine de lin qui lui couvre toute la poitrine, et qu'on recouvrira de ouate et de taffetas gommé, en ayant soin de le maintenir au moyen d'épaulettes, bien appliqué sur la peau, sans écart possible.

2° Le cataplasme, renouvelé toutes les six ou huit heures, sera maintenu en permanence ou bien remplacé por une onction grasse, faite au moyen d'huile d'amandes, de beurre de cacao, de baume tranquille, et recouverte d'une bonne couche d'ouate.

3° On donnera à l'enfant, toutes les deux heures environ, une cuillerée de sirop de guimauve additionnée *d'une goutte* de teinture de racine d'aconit.

4° Si l'enfant est d'âge un peu plus avancé, on pourra lui donner la potion suivante :

Infusions de fleurs d'oranger..	80 gr.
Sirop diacode..................	20 gr.
Teinture d'aconit..............	0,50 centigr.
Teinture de jusquiame.........	1 gr.

une cuillerée à dessert toutes les deux heures environ.

1. *Leçons cliniques sur les formes et traitement des bronchites* par le Dr A. Ferrand, 1888, p. 46 et passim.

Bronchite congestive liée à la dysménorrhée chez une jeune fille. (Dr A. Ferrand.)

1° Infusion pectorale pour tisane, avec addition de sirop de safran.

2° Léger badigeon d'iode sur le haut de la poitrine et entre les deux épaules.

3° Sinapismes aux membres inférieurs tous les deux ou trois jours.

4° Prendre matin et soir une des pilules suivantes :

Extrait d'aconit..........	5 centigr.
Extrait de jusquiame....	5 centigr.
Poudre d'armoise........	q. s.

M. s. a. pour une pilule. — Pilules n° 6.

5° Lavement s'il y a lieu avec 10 gr. de follicules de séné et 5 gr. d'armoise (en infusion). A prendre chaud.

Broncho-pneumonie chez un enfant déprimé, *âgé de six ans.*

1° Les soins les plus rigoureux concernant l'antisepsie des fosses nasales, de la bouche et de la gorge seront observés. C'est-à-dire que matin et soir des lotions, irrigations, etc., avec une solution saturée d'eau boriquée.

2° Si l'enfant est bien constitué et modérément déprimé, on lui administrera un vomitif (ipéca), et au cas contraire, on préfèrera à celui-ci les stimulants diffusibles, selon la formule :

Benzoate de soude..........	0,40 centigr.
Acétate d'ammoniaque.....	1 gr. 50.
Cognac........................	10 gr.
Julep gommeux..........	āā 45 gr.
Sirop de Tolu.............	

par cuillerées à dessert toutes les heures ou toutes les deux heures.

3° On combattra l'hypertermie à l'aide des prises suivantes données dans du lait (MARFAN) :

Camphre en poudre.....	3 centigr.
Acide benzoïque........	15 centigr.

pour une prise.

Et si l'enfant refuse, on pratiquera une injection hypodermique d'huile camphrée à 1/10 (un quart de seringue à un an). Augmenter la dose en proportion.

4° A moins d'indications pressantes, les vésicatoires ne seront utilisés qu'au déclin de la broncho-pneumonie.

5° L'asthme cardiaque sera combattue par l'usage répété de la digitale (cinq à vingt gouttes par fractions de deux à trois gouttes ou par les injections de caféine).

Solution pour inj. hypod. :

Caféine..............	2 gr. 50.	
Benzoate de soude...	3 gr.	= 0,25 c. p. inj.
Eau distillée.........	7 gr.	

6° Enfin, si l'intoxication générale provoque une dépression profonde *avec* ou sans hypertermie, on aura recours aux bains tièdes à la température de 30 à 40° d'une durée de 10 à 15 minutes répétés jour et nuit toutes les quatre heures.

Broncho-pneumonie (hypertermie, menace de collapsus et de syncope) (Enfant de 3 ans).
(Dr Comby).

1° Si l'enfant peut avaler, on lui fera prendre l'une des deux potions suivantes :

A) Acétate ou carbonate d'ammoniaque . 1 gr.
Rhum.............................. 10 gr.
Sirop d'éther...................... 20 gr.
Infusion de mélisse................ 80 gr.

B) Poudre de digitale........... cinq centigr.
Infusion dans eau bouillante. 60 gr.
Ajouter sirop de café........ 30 gr.

par cuillerée à café d'heure en heure.

2° En même temps on combattra l'hypertermie par la potion suivante (enfant de 3 ans).

℞ Antipyrine............ 0,30 à 0,50 centigr.
Sirop de quinquina... 30 gr.
Sirop de Tolu......... 30 gr.
Eau de menthe....... 30 gr.

3° Dès que la température aura baissé, s'il y a défaillance du cœur, injection de caféine et inhalation de sels anglais (DAUCHEZ). Si le cœur n'est pas troublé, on aura recours aux injections sous-cutanées, ou mieux aux suppositoires de quinine :

A') Chlorhydrate de quinine.. 2 gr.
Eau distillée.............. 4 gr.

1/2 à 2 seringues par jour en injection hypodermique.

B') Beurre de cacao........... 2 gr.
Bromhydrate ou
Chlorhydrate de quinine. 0,20 centigr.

4° Les vomitifs (ipéca, sulfate de cuivre, apomorphine) ne seront employés que si l'enfant n'est pas déprimé.

5° Alimentation le plus tôt possible (lait, crèmes, gelée de viande).

6° Si l'hypertermie reparaît, on aurait recours au bain à 25°, toutes les 2 ou 3 heures pendant 10 minutes; si l'enfant a 8 ou 10 ans, on abaissera la température du bain à 20° (4 à 5 minutes). (COMBY.)

Après le bain, enveloppement dans une couverture de laine, frictions, café ou grog.

Chez l'enfant au dessous de 2 ans, bain à 32 et 30° degrés seulement, pendant 10 minutes avec massage, pétrissage continu des membres et du tronc, dans l'eau (DAUCHEZ).

7° A défaut du bain froid, drap mouillé ou

compresses glacées sur la poitrine (à rafraîchir 2 fois par heure).

8° En cas de délire, le bain tiède est préférable comme sédatif (CADET DE GASSICOURT).

Brûlures des avant-bras et du dos. Phlyctènes. (Dr THIERY.)

1° Débarrasser les téguments de tous les corps gras ou autres préalablement appliqués. — Laver largement à l'eau boriquée tiède. — Ponctionner les phlyctènes sans les déchirer avec des ciseaux aseptiques.

2° Baigner de 5 à 10 minutes dans la solution tiède d'acide picrique à 10 p. 1 000 les avant-bras malades.

3° Recouvrir ensuite ceux-ci de compresses de gaze imbibée de la solution suivante refroidie et décantée.

Acide picrique.......	12 gr.
Eau bouillie tiède...	1 000 gr.

4° Ce pansement sera recouvert d'une épaisse couche de coton hydrophile et d'un bandage approprié.

NOTA. — Protéger les mains du médecin à l'aide de gants imperméables, ou de vaseline boriquée. Les linges et draps perdent leur coloration jaune par un simple savonnage.

Brûlures étendues. (LABRIC.)

1° Bains généraux tièdes prolongés.

2° Hydrate de chloral à haute dose. — (1 à 4 gr.).

3° Purgatifs drastiques. — Enveloppement ouaté.

Céphalalgie de croissance chez un enfant anémié, surmené intellectuellement.
Enfant de 8 à 15 ans. (DAUCHEZ.)

1° Chaque matin, au réveil, l'enfant prendra une cuillerée de la solution suivante. Cette dose pourra être doublée le soir, si la céphalalgie n'a pas été traitée et dure depuis longtemps :

Bromure de potassium	10 gr.
Sirop d'écorces d'oranges....	50 gr.
Eau distillée................	150 gr.

2° Aux heures des repas, l'enfant prendra un des cachets suivants :

Limaille de fer porphyrisée.	0,05 centigr.
Canelle pulvérisée..........,	0,25 centigr.
Quinquina pulvérisé........	0,20 centigr.

pour un cachet. — Deux par jour.

Cette préparation sera continuée quinze jours et suspendue quinze jours, pendant deux à trois mois. — En cas d'intolérance le fer sera remplacé par les toniques, la poudre de Colombo et de bismuth aux mêmes doses.

3° La précédente ordonnance sera remplacée par les pilules suivantes (de Trousseau) en cas de constipation :

Citrate de fer.........	0,05 centigr.
Aloès..................	0,01 centigr.
Extrait de jusquiame.	0,01 centigr.

pour une pilule. Une ou deux fois par jour, dans une cuillerée de sirop d'hémoglobine.

4° En été, et même au printemps, sauf contre-indication formelle (Albuminurie, bronchitisme) des douches froides en pluie ou en jet fortement brisé seront données tous les jours pendant six à huit semaines sur la tête protégée par un linge mouillé et sur toute la surface du dos et des membres.

Plus tard, la douche périnéale sera prescrite pendant 10 à 15 secondes progressivement.

Une friction sèche au gant de laine ou de crin terminera la séance.

5° Exercice quotidien à pied, à la campagne, travaux manuels, exercices de gymnastique tous les deux jours, haltères, équitation, vélodrome, etc.

6° Alimentation mixte, plutôt végétarienne.

Céphalalgie paludéenne, violente, atroce, sans phénomènes éclamptiques. (J. Simon et R. Blache.) *Enfant de 8 à 15 ans.*

1° Le traitement quinique sera prescrit à haute dose, sous forme de suppositoires, lavements, ou pilules. Suivant la rapidité des accès on choisira l'une des trois formules suivantes :

a). Suppositoires.

Chlorhydrate de quinine.	0,40 centigr.
Beurre de cacao.........	2 gr.
Extrait de jusquiame....	0,01 centigr.

b). Lavement.

Sulfate de quinine.	0,50 centigr.
Eau de Rabel........	q. s. p. dissoudre.
Eau distillée........	150 gr.

c). Pilules.

Bromhydrate de quinine..	2 gr.
Extrait de gentiane.......	q. s.

F. s. a. pour 20 pilules (2 à 6 par jour).

d). Inj. hypod. (Legroux).

Chlorhydrate de quinine.	1 gr.
Eau distillée.............	4 gr.

une inj. hypod. = 0,25 centigr. (2 à 3 par jour).

2° Des compresses imbibées de la solution suivante, seront maintenues le jour ou la nuit, sur le front de l'enfant (Blache) :

Cyanure de potassium..	1 gr.
Chlorolorme............	6 gr.
Eau distillée...........	150 gr.

usage externe.

3° Toutes les quatre heures l'enfant prendra une cuillerée à bouche, à dessert ou à café (suivant l'âge) de la potion suivante (Blache) :

Bromure de potassium.	6 gr.
Hydrate de chloral.....	4 gr.
Sirop de framboise.....	30 gr.
Eau distillée...........	100 gr.

4° Plus tard, des douches tièdes ou froides sur la tête, ou sur toute la surface du corps seront prescrites comme dans la céphalée de croissance.

Chlorose chez une jeune fille mal reglée, indemme de tuberculose et sans fièvre.

1° Si l'état des voies digestives le permet, la malade prendra aux heures des repas, une des pilules suivantes :

Phosphate de soude....	0,10 centigr.
Pyro-phosphate de fer..	0,05 centigr.
Miel....................	q. s. p. une pil.

Pil. semblables n° 16.

2° Dix jours avant l'époque présumée des règles, et après s'être reposé huit jours du traitement précédent, on substituera à ces pilules, les cachets suivants (LABRIC).

Poudre de Colombo .... } Poudre de safran............ }	aa 1 gr.
Fer réduit par l'hydrogène ...	0,50 centigr.
Aloès	0,30 centigr.

M. s. a. et div. en 10 cachets.
Deux par jour.

3° Enfin si le fer est impossible à faire tolérer, on lui adjoindra le bismuth, le diascordium (J. SIMON), ou mieux encore (POTAIN) le sulfate de manganèse.

Pilules :

Sulfate de manganèse..........	0,05 centigr.
Carbonate de soude cristallisé .	0,10 centigr.
Extrait de rhubarbe	q. s.
Miel	q. s.

Pour une pilule, F. s. a. pil. n° 40.
Deux par jour.

4° La constipation sera prévenue par la suspension momentanée du traitement spécifique et par l'administration de la cascara sagrada, de la rhubarbe associée à la belladone, si la gastralgie s'accentue.

5° Les eaux minérales de Spa, Bussang, remplaceront même complètement le traitement ferrugineux chez les intolérants.

6° L'hydrothérapie, les lotions ou affusions froides, les douches, le massage, le climat d'altitude, enfin les inhalations d'air oxygéné comprimé (BLACHE) compléteront le traitement pharmaceutique.

7° En été Luxeuil, Bagnères de Bigorre et Gérardmer seront choisies pour les chlorotiques neurasthéniques.

. . . .

Choléra asiatique (forme légère au début, s'aggravant brusquement.

Enfant de 5 ans. (Dr COMBY.)

1° Au début, l'enfant prendra exclusivement, de l'eau de riz, quelques prises de sous-nitrate de bismuth (0,25 centigr.), de l'eau albumineuse, du lait stérilisé et par petites fractions.

2° Si la diarrhée s'exagère, le calomel à la vapeur (cinq centigr. toutes les deux heures) sera prescrit jusqu'à concurrence de 0,20 centigr. par jour. Au besoin on ajoutera de 0,05 à 0,10 centigr. de poudre d'ipécacuanha à chaque prise. (DAUCHEZ.)

3° Dès que les vomissements apparaîtront, s'ils sont trop fréquents, on administrera quelques cuillerées de potion de Rivière alternativement avec du champagne, le tout additionné de glace.

4° Des injections d'éther, de caféine, règleront les intermittences du cœur.

5° Et des irrigations intestinales seront pratiquées avec le lavement modifié de Cantani.

Eau bouillie..........	1000 gr.
Acide tannique......	5 gr.
Gomme arabique.....	30 gr.
Laudanum...........	cinq gouttes.

On portera ce lavement à la température de 38°.

6° Si le collapsus menace, dès que le pouls faiblira on injectera (avec la seringue de Gimbert, de Burlureaux ou de Roux) 150 à 200 grammes du liquide suivant à la température de 38°.

℞	Eau stérilisée............	1 litre.
	Bicarbonate de soude ...	3 grammes.
	Chlorure de sodium	4 grammes.
		(CANTANI.)

ou ℞	Eau stérilisée.........	1000 grammes.
	Chlorure de sodium..	5 grammes.
	Sulfate de soude	10 grammes.

Lavement de vin chaud ou de café chaud, laudanum (DAUCHEZ),

Potion (C.PAUL).	Ether sulfurique........	2 gr.
	Laudanum Syd.........	V gouttes.
	Sirop de limon.........	30 gr.
	Eau de fleurs d'oranger.	30 gr.
	Eau de tilleul..........	60 gr.

7° La désinfection des locaux, objets, vêtements, vase de nuit, fosses d'aisance et des déjections devra être faite à l'aide de la solution forte au sulfate de cuivre dans un baquet déposé dans les cabinets d'aisance.

Chorée *chez un enfant de 7 ans,* habituellement d'une bonne santé. (Chorée de médiocre intensité et sans complication.

(Rillet et Barthez.)

1° L'enfant prendra chaque jour une tasse d'infusion de fleurs d'oranger ou de valériane selon la formule :

Racine de Valériane 16 grammes.
Infusez dans 500 grammes d'eau bouillante (1/2 heure).
Edulcorez avec sirop de feuilles d'oranger ou d'écorces d'oranges amères (*ad libit.*)

2° Bain sulfureux tous les jours.

3° Alimentation composée de légumes et viandes blanches. Suppression du vin, du café, de tous les excitants. On prendra du reste les précautions hygiéniques suivantes (vêtements amples, exercices gymnastiques, natation ou bains frais, séjour à la campagne.

N. B. — Ce traitement devra être continué, suspendu et repris de 15 en 15 jours.

Un séjour à Ussat (Ariège), pourra rendre de réels services. (Dauchez.)

Chorée d'extrême intensité sans repos, ni jour, ni nuit, durant depuis trois semaines et ayant résisté aux moyens précédents (Rillet et Barthez).

1° Même tisane.

2° Trois des pilules suivantes seront administrées le premier jour. On en augmentera progressivement le nombre en surveillant leurs effets :

Extrait d'opium	āā 0,20 centigr.
Extrait de belladone........	
Thridace......................	0,30 centigr.
Poudre de guimauve..........	q. s.

faites 14 pilules.

3° Tous les quatre ou cinq jours, on donnera à titre de purgatif le calomel et le jalap.

4° Un bain tiède tous les trois jours.

Chorée *chez un enfant de 5 à 7 ans.*
(Paul Legendre.)

Le traitement sera purement symptômatique:

1° L'antipyrine (Legroux, Ollivier et Moncorvo) sera prescrit à doses massives, 2 à 6 gr.) (?) pendant 2 à 3 semaines (surveiller).

2° Le chloral (Joffroy) sera prescrit au-dessus de 10 ans (1 à 4 gr. en quatre prises données après les repas.

3° Traitement éclectique (P. LEGENDRE). L'antipyrine et le chloral sont alternativement prescrits pendant les premiers temps de la maladie et à chaque recrudescence, puis la liqueur de Fowler à dose croissante, suivie des pratiques hydrotérapiques chaudes, tièdes ou froides suivant les cas.

Chorée remontant à 11 mois.

(Grande fille atteinte d'hypertrophie cardiaque de croissance, sans souffle, sans antécédents rhumatismaux personnels. — Troubles psychiques, défaillance de mémoire. — Croissance exagérée (taille = 1m,39). (Dr H. DAUCHEZ.)

1° Repos prolongé le matin jusqu'à neuf heures. Coucher de bonne heure. Supprimer le travail intellectuel et la pension, autant que possible.

Supprimer les longues promenades, sauf une heure le matin et l'après-midi quand le temps sera beau, sec et chaud (Températ. extér. 10°).

2° Soumettre l'enfant par période de dix jours au traitement suivant (dix jours de repos et dix jours de traitement :

Sirop de quinquina..........	
Extrait fluide de kola.......	āā 100 gr.
Gycérine neutre médicinale..	
Arséniate de soude.........	10 centigr.

UNE *cuillerée à dessert* par jour le matin au premier déjeuner dans un peu de vin sucré.

3° Bains sulfureux 2 ou 3 fois par semaine. Les autres jours frictions énergiques, sur toute la surface du corps avec de l'alcoolat de Fioraventi.

4° Remplacer les promenades par de la gymnastique d'altitude, éviter les grands exercices.

5° Antipyrine en cachets de 0,50 centigr. chaque. — Cachets n° 30.

Quatre à six par jour pendant cinq à six jours dans l'intervalle des repas.

6° Alimentation substantielle (viande blanche et rouge) œufs, légumes cuits; chocolat, beurre, huile, graisses, sauce mayonnaise et sardines.

Conjonctivite aiguë douloureuse.

Enfants de 7 ans. (DAUCHEZ.)

1° Trois fois par jour les yeux de l'enfant seront soumis à de larges irrigations avec une solution saturée d'acide borique, ou même avec de l'eau bouillie, projetée obliquement à l'aide de l'irrigateur ou du bock. La température de l'eau oscillera entre 30 et 40°.

2° Le collyre suivant sera versé, le soir, trois jours de suite, dans l'œil malade.

Chlorhydrate de cocaïne.....	0,10 centigr.
Sulfate de zinc	0,15 centigr.
Eau distillée glycérinée......	12 gr.

(DAUCHEZ).

3° En cas de vésiculation de la cornée, on cessera ce collyre le 2° ou 3° jour, et on lui substituera le suivant :

Eau distillée.............	10 gr.
Sulfate neutre d'atropine.	0,03 centigr.

(COMBY).

4° L'enfant sera isolé de l'école pendant 8 à 10 jours et des compresses chaudes resteront en permanence sur les yeux tant que la douleur persistera.

5° Si la conjonctive reste très congestionnée passé le 8° jour, on appliquera *en permanence* des compresses glacées sur les deux yeux (BOÉ) et on administrera :

Sulfate de soude..... 25 gr.

dans une tasse de bouillon d'herbes.

Constipation chez un jeune enfant *de moins de 6 mois.* (HUCHARD.)

1° Veiller à l'intégrité des fonctions digestives de la nourrice. Combattre chez celle-ci la constipation ou la diarrhée, la dyspepsie et régler le régime de celle-ci en supprimant le café, le vin pur, etc.

2° Si la constipation ne cède pas, on aura recours chez le nouveau-né à l'administration de la mannite sous la forme suivante :

Eau chaude.........	40 gr.
Mannite cristallisée.	0,40 centigr.

(Par cuillerées à café).

3° On pourra aussi utiliser les lavements à l'eau de son, les suppositoires au savon, l'excitation de la muqueuse rectale avec une plume souple préalablement huilée.

4° La potion suivante conviendra aux enfants atteints en même temps de constipation et de dyspepsie acide :

Sirop de fleurs d'oranger......	āā 10 gr.
Sirop de fleurs de pêcher......	
Eau distillée de fenouil........	
Eau distillée de tilleul.........	
Magnésie calcinée..............	4 gr.
Bicarbonate de soude............	0,40 cent.

une à trois cuillerées à café par jour avant les tétées :

5° On pourra incorporer la manne dans un looch ou substituer à celle-ci, l'huile de ricin à la dose d'une demi-cuillerée à café chez l'enfant au-dessous de six mois.

Constipation chez un enfant
âgé de 6 à 18 mois. (HUCHARD.)

1° Si l'enfant vient d'être sevré, supprimer les bouillies, remettre l'enfant au sein, donner à la nourrice quelques prises de rhubarbe de 0,50 centigr.

2° Chez l'enfant indocile, on pourra conseiller une ou demi-tablette de chocolat à la magnésie.

Le calomel (quinze à vingt centigr.), dans de l'eau miellée sera facilement dissimulé.

Enfin les biscuits à la scammonée seront de loin en loin conseillés.

3° Dans l'intervalle de ces périodes, on administrera de préférence l'huile de ricin, associée comme il suit à du vin ou à un sirop : (*ad libitum*).

Huile de ricin.................	aa 5 à 10 gr.
Huile d'amandes douces......	
Sirop de fleurs de pêcher.....	

(VEILLARD).

Ou encore :

Huile de ricin.................	aa 5 à 10 gr.
Vin de malaga................	

L'huile de ricin se prescrit également dans du bouillon dégraissé, de l'infusion de café, etc.

4° Chez certains enfants dont l'intestin est particulièrement rebelle, on préparera une décoction de pruneaux et sené (de chaque 2 gr.

— Et s'il y a lieu, la dose de follicules de sené, lavés à l'éther, atteindra 3, 6 ou 10 gr. pour 125 gr. de pruneaux en infusion.

5° Aux enfants syphilitiques constipés, Jules Simon préfère administrer de *un à cinq centigr. de calomel mélangés à du sucre.*

Constipation *chez un enfant de trois à six ans.*
(BOUCHUT, J. SIMON et HUCHARD.)

1° Au début, recourir au citrate de magnésie selon la formule suivante :

Eau distillée........................	80 gr.
Sirop de cerises ou de framboises.	20 gr.
Citrate de magnésie...............	20 gr.

2° Ou si l'enfant est dyspeptique :

Vin de rhubarbe.........	} āā parties égales
Sirop d'écorces d'oranges.	} soit 15 à 30 gr.

3° Si la dyspepsie atonique se lie à la constipation, la mixture suivante (J. SIMON) devra être conseillée.

Teinture de cascarille...	}
— de rhubarbe...	}
— de canelle.....	} āā 10 gr.
— de colombo....	}
— de gentiane....	}
— de noix vomique.	5 gr.

au dessus de trois ans, dix gouttes matin et soir avant chaque repas.

4° L'examen des selles donne-t-il des résidus, chez les dyspeptiques surtout, on donnera simultanément aux heures des repas, une des doses suivantes. WIDERHOFER (de Vienne) :

Pepsine	0,60 centigr.
Sucre de lait....	4 gr.

M. s. a. Diviser en 4 doses à faire prendre chaque jour, suivie d'une à 2 cuillerées à café de la solution suivante :

Acide chlorhydrique...	cinq gouttes.
Eau distillée...........	40 gr.

5° Enfin si la constipation résiste à ces différentes tentatives, on donnera à l'enfant le sirop laxatif dit de Bouchut :

Podophyllin...........	0,05 centigr.
Sirop de guimauve....	95 gr.
Cognac	5 gr.

une à deux cuillerées à café tous les trois jours.

Constipation *chez un enfant de 5 à 10 ans.*
(HUCHARD et WEST.)

1° Les moyens précédemment indiqués pourront être prescrits à doses progressives.

Pour remplacer la poudre *amère* de cascara sagrada, il sera préférable (HUCHARD), de préférer la mixture suivante :

Extrait hydroalcoolique de cascara............	0,50 centigr.
Sirop simple............	50 gr.
Teinture de canelle.....	2 gr.

ou encore une à deux cuillerées à café de cette mixture moins agréable que la première :

Extrait hydroalcoolique de cascara............	0,50 centigr.
Glycérine pure à 30°....	50 gr.
Saccharine.............	0,25 à 0,50 centigr.

(on se rappellera que la saveur de la saccharine égale 300 fois son poids de sucre).

2° Enfin dans les cas très rebelles, on aura recours (West), à l'aloès, sous forme de poudre composée :

Réglisse..................	60 gr.
Sené lavé à l'éther........	60 gr.
Soufre lavé...............	40 gr.
Semences de fenouil pulv..	30 gr.
Sucre.....................	180 gr.

une pincée chez les enfants. On peut élever la dose à une ou deux cuillerées à café.

Constipation chez une jeune fille par atonie ancienne de la tunique musculaire et défaut de sécrétions biliaires et intestinales. — Hypocondrie. Traitement par le massage (Dr BERNE).

Le massage sera précédé de l'évacuation de la vessie, et de l'exploration abdominale (inflammation, calculs biliaires).

1° Chaque jour, pendant vingt minutes, le médecin (si possible) pétrira le tégument abdominal, puis les membres abdominaux. Il pressera doucement sur la région cœcale, au moyen de l'extrémité palmaire des quatre derniers doigts, puis au moyen du poing fermé, comprimera *doucement* et très profondément le colon ascendant.

2° Le malade étant légèrement incliné en avant, on exercera de légères pressions sur le fond de la vésicule biliaire, s'il n'existe aucun calcul.

3° Le massage se continuera transversalement sur le colon avec pressions plus profondes pour agir en même temps sur toute la masse intestinale.

4° Des pressions douces seront effectuées au niveau du fond de la vésicule biliaire pour faire contracter le réservoir et favoriser le cheminement de la bile vers le gros intestin.

5° Enfin le massage sera continué sur le colon descendant jusqu'à trituration des matières stercorales. A l'action tonique reflexe du massage, on ajoutera le cheminement mécanique de la masse stercorale.

6° Les selles naturelles se produisent en général vers la 6e semaine. L'effet du traitement se perpétue après la cessation du 12e au 16e massage environ.

7° Douche rectale ascendante quotidienne (FRÉMONT).

Convulsions chez un vigoureux *enfant de 5 ans*, sans cause appréciable, en parfait état de santé, sans fièvre. (RILLET et BARTHEZ.)

1° Exercer une compression sévère de la carotide, du côté opposé à celui où les convulsions sont les plus intenses.

2° Si l'enfant est extrêmement vigoureux, on appliquera quelques sangsues (de 6 à 12) (??) derrière les apophyses mastoïdes et on laissera couler les piqûres pendant une ou deux heures, suivant la gravité de l'attaque (BARTHEZ).

3° On appliquera sur le front des compresses trempees dans l'eau froide que l'on renouvellera fréquemment.

4° Les pieds seront enveloppés dans des cataplasmes sinapisés que l'on promènera ensuite sur le gras des jambes et sur les cuisses.

5° Si la déglutition peut se faire on donnera tous les trois quarts d'heure une cuillerée à café de tisane de fleurs d'oranger avec quatre ou cinq gouttes de teinture de castoréum.

6° Si la convulsion loin de diminuer d'intensité, augmente, on administrera un lavement de 120 grammes, additionné de 30 grammes de sulfate de soude et 8 grammes de teinture de coloquinte.

7° Les évacuations abondantes ne sont pas suivies d'amélioration, la face est de plus en plus congestionnée, la respiration irrégulière et l'asphyxie imminente, on couvrira les membres inférieurs de ventouses et l'on insistera sur les révulsifs (?), sur une grande surface.

8° Si l'enfant tombe dans le collapsus, on tâchera de réveiller la sensibilité à l'aide de vapeurs fortement odorantes (vinaigre ammoniacal), ou encore, on appliquera à la partie interne des cuisses, des vésicatoires avec quelques gouttes d'ammoniaque dans un verre ou avec la pommade de Gondret.

9° Si la crise se termine heureusement, on laissera l'enfant dans le repos le plus complet, à l'abri de la lumière et de tout excitant cérébral. La diète absolue sera de rigueur.

On prescrira toutes les deux heures une prise de 5 à 0,10 centigrammes d'oxyde de zinc.

La connaissance étant entièrement revenue et tout symptôme cérébral ayant disparu, on reprendra graduellement l'alimentation.

Convulsions chez un enfant *de 1 à 5 ans*, au début d'une phlegmasie ou d'une fièvre éruptive. (RILLET et BARTHEZ.)

1° Prescrire le traitement antiphlogistique applicable à la maladie première.

2° Appliquer aux extrémités les révulsifs et des compresses froides sur le front.

3° On administrera en lavement une infusion d'asa fœtida de 2 à 4 gr. suspendue dans un mucilage de gomme.

4° Si la convulsion survient pendant les prodromes d'une fièvre éruptive, éviter l'emploi des émissions sanguines.

5° Bain tiède. Compresses froides sur le front.

Convulsions dépendant d'une cause pathologique appréciable. (RILLET et BARTHEZ.)

1° S'agit-il d'une indigestion, conseiller le vomitif avec le tartre stibié.

2° Dépend-t-elle de l'évolution dentaire, l'incision cruciale de la gencive au niveau du point tuméfié.

2° Si elle est liée à une constipation opiniâtre, un lavement purgatif.

4° Si elle résulte d'une piqûre, extraire le corps étranger, applications émollientes et narcotiques. On conseillera de très petites doses de préparations opiacées à l'intérieur.

5° Le froid en est-il la cause? Les linges chauds, les cataplasmes, les fomentations, les bains tièdes sont spécialement indiqués.

6° S'il s'agit au contraire d'un excès de calorique ou si la convulsion a éclaté dans un air vicié, l'exposition au grand air et l'aération devront être mis en usage.

Convulsions survenant chez un enfant déprimé ou convalescent. (Rillet et Barthez.)

1° Interdiction des émissions sanguines.

2° Frictions excitantes avec l'eau-de-vie camphrée, l'eau de Cologne, l'éther, le Baume de Fioraventi.

3° Faire respirer à plusieurs reprises des sels ammoniacaux.

4° Faire prendre quelques gorgées de vin d'Espagne.

5° Si l'attaque cesse, on s'opposera à son retour en employant les préparations toniques; si elles ne sont pas contre-indiquées par les maladies antérieures, soit le sirop de quinquina, soit le sous-carbonate de fer, etc.

6° Séjour à la campagne pendant lequel on ordonnera des bains de jambes chauds fréquemment répétés.

Convulsions chez un enfant atteint de névrose. (ARCHAMBAULT.)

1° Soumettre l'enfant le plus promptement possible aux inhalations de chloroforme anesthésique ou d'éther s'il y a quelque contre-indication dans l'état des voies respiratoires ou du cœur.

2° Au cas contraire, recourir plusieurs fois de suite s'il y a lieu au même agent anesthésique.

3° Lorsque celui-ci sera reconnu inutile, on pourra administrer un lavement de chloral (0,25 à 1 ou 2 gr.).

4° Et les jours suivants, conseiller l'usage de solutions bromurées ou polybromurées au centième, par cuillerées à dessert dans la soirée.

Coqueluche très forte chez un nourrisson de 4 à 7 mois. (MARFAN.)

1° Autant que possible, l'enfant s'il est entouré d'enfants atteints de coqueluche sera isolé, pour éviter la contagion broncho-pneumonique (hetero-infection).

2° Des soins minutieux d'antisepsie de la bouche et du nez seront pris pour éviter l'auto-infection broncho-pneumonique

3° Du Bromoforme, rectifié, très pur, sera prescrit à dose de 6, 8, 10 à 15 gouttes par jour, données *en trois fois* suivant la formule suivante (MARFAN) :

Bromoforme...............	48 gouttes.
Huile d'amandes douces...	20 gr.
Gomme arabique..........	15 gr.
Eau de laurier cerise......	4 gr.
Eau q. s. pour faire.......	120 cent. cub.

mélanger d'abord le bromoforme et l'huile et agiter fortement, puis ajouter le reste.

Chaque cuillerée à café renferme deux gouttes de bromoforme (3 à 6 cuillerées à café). Dose moyenne. Autant de fois 4 gouttes par jour que l'enfant a d'années.

4° Si l'enfant est déjà très somnolent, ou tolère mal le bromoforme, on lui préfèrera l'antipyrine (0,10 à 0,20 centigr. en deux doses).

5° Le bromoforme sera continué, 10, 15 et 20 jours de suite s'il y a lieu[1] et pourra être même prescrit en cas de broncho-pneumonie.

6° Les soins hygiéniques (aération, désinfection des linges) seront observés pour préserver l'entourage.

1. Un seul cas mortel a été cité par Nolden chez un enfant ayant absorbé d'un seul trait une cuillerée à dessert d'un mélange à parties égales d'alcool et de bromoforme. La respiration artificielle, l'enveloppement avec des linges chauds suffira dans la plupart des cas.

Il est inutile et dangereux de prescrire plus d'un gramme de bromoforme en 24 heures aux enfants de 6 à 8 ans.

Coqueluche chez un jeune garçon de 7 ans. (A. Ferrand.)

1° Trois fois par jour, on donnera en même temps qu'une petite tasse d'infusion de café vert, édulcoré avec du sirop de fleurs d'oranger ou de menthe d'abord deux granules de bromhydrate de cicutine dosée au milligramme. Puis on augmentera d'un granule cette dose chaque jour jusqu'à concurrence de neuf milligrammes. Cette dose sera continuée pendant 3 ou 4 jours, et après un jour ou deux de suspension, on recommencera la série.

2° Chaque soir on fera dans la chambre du malade, une pulvérisation d'eau phéniquée ou benzinée.

3° En cas de persistance des vomissements, malgré ces moyens, on donnera avant chaque repas, dans un peu d'eau sucrée, une cuillerée à café de ce mélange :

Eau de menthe....... } ãa p. ég.
Eau chloroformée..... }

Coqueluche chez un adolescent. Vomissements alimentaires. Hémorrhagies nasales. Apyrexie (intégrité du parenchyme pulmonaire). (Dauchez.)

1° Des fumigations de naphtaline seront pratiquées chaque jour pendant 10 minutes au moyen de 4 à cinq boules de naphtaline de 5 grammes chaque, déposées dans un large poêlon, à feu doux. On ajoutera préalablement 8 à 10 cuillerées d'eau pour obtenir un abondant dégagement de vapeur d'eau et atténuer l'action légèrement caustique des fumigations de naphtaline. Le malade vivra dans cette pièce, qui sera aérée une heure par jour.

2° La potion suivante sera administrée à la dose de 2 à 3 cuillerées à bouche dans la matinée, à trois heures d'intervalle l'une de l'autre :

Infusion concentrée de café noir..	75 gr.
Sirop de morphine..............	25 gr.
Teinture de drosera..............	30 gouttes.

3° Si la fréquence des quintes de toux est telle que le pouls se précipite et qu'il survienne des palpitations, on pourra faire alterner le sirop précédent avec les gouttes antispasmodiques de Roger :

Teinture alcoolique de belladone..	10 gr.
Teinture alcoolique de digitale ...	āā 5 gr.
Teinture alcoolique de musc......	

De cinq à trente gouttes par jour. Augmenter chaque jour de cinq gouttes. Ces gouttes seront portées rapidement à vingt en cas de besoin, la moitié le matin, la moitié le soir, et continuées au moins 6 à 8 jours.

4° Si l'enfant vomit tous les aliments[1], on substituera l'éther (dix à cent gouttes) à la teinture précédente et on lui représentera quelques aliments très épais (purée, œufs, crèmes, panades) et deux demi-verres de lait ou d'eau minérale, immédiatement après.

5° Le malade gardera rigoureusement la chambre, sauf une fois par semaine si le temps le permet (ARCHAMBAULT).

6° Des tampons imbibés d'une solution concentrée d'alun, ou d'une solution à un cinquième de perchlorure de fer, seront fixés à l'entrée des narines à l'aide d'une bande fixée derrière la nuque et passant au-dessus des deux oreilles.

7° Vers la fin de la coqueluche, on aura recours aux toniques et principalement au vin de quinquina, aux préparations ferrugineuses et au sirop d'hémoglobine.

Coryza chez un nouveau-né. (Dr COMBY.)

1° Deux ou trois fois par jour, les narines seront humectées et détergées. Aussitôt après

1. Quelques vomissements particulièrement rebelles, céderont à l'administration du chloral (GIRALDÈS). Nous avons eu de fréquents succès avec la potion suivante :

Eau chloroformée saturée............	100 gr.
Sirop de morphine..................	30 gr.
Teinture de badiane, de fenouil et d'anis.	āā 0,10 cent.
Extr. de belladone.................	5 cent.

la chute des croûtes, on fera respirer à l'enfant de la vapeur d'eau tiède au-dessus d'un récipient dans lequel on versera une à deux cuillerées à café d'alcool camphré, d'eau de Cologne ou de teinture de benjoin.

On combattra l'exagération des sécrétions nasales par de courtes inhalations de teinture d'iode fraîche.

On pourra de même verser sur un mouchoir quelques gouttes de la mixture suivante :

Acide phénique............	1 gr.
Ammoniaque liquide......	1 gr.
Eau..........................	15 gr.
Alcool.......................	15 gr.

3° Aussitôt après la période catarrhale, on préviendra l'hypersécrétion et les excoriations des narines et des lèvres avec la pommade suivante :

Sous-nitrate de bismuth...	10 gr.
Acide borique.............	2 gr.
Vaseline blanche..........	10 gr.

Des bottes d'ouate envelopperont les membres inférieurs.

Croup chez un enfant inutilement soumis aux injections de sérum et au tubage.

Enfant très jeune ou atteint de broncho-pneumonie.

(Dr DAUCHEZ.)

1° Enfant vigoureux.
2° Enfant déprimé.
1° Si la famille s'oppose formellement à la

trachéotomie, ou si l'enfant est trop jeune, ou s'il est atteint de broncho-pneumonie, on pourra recourir à l'un des vomitifs suivants :

(a). Ipécacuanha en poudre 0,30 à 0,60 cent.

(b). Sulfate de cuivre 0,05 à 0,20 centigr.

(c). Apomorphine en inject. hypodermiques (?) un à deux milligr. par année d'âge (en cas d'état syncopal ou d'asphyxie).

2° Si l'enfant est très déprimé, on pourra ensuite recourir à l'administration du café noir (par la bouche ou en lavement), de l'elixir de kola, du champagne (tisane), des injections d'éther.

3° La broncho-pneumonie sera traitée par des inhalations ou des pulvérisations *à bout portant* (LUCAS CHAMPIONNIÈRE) d'eau additionnée par litre d'une à quatre cuillerées à café de la solution suivante :

Acide phénique............	250 gr.
Acide salycilique..........	50 gr.
Alcool.....................	1000 gr.

4° On pourra installer les enfants dans les chambres de vapeur (VARIOT).

5° Enfin, *en attendant la trachéotomie* (attente dangereuse si elle se prolonge trop), on aura recours aux injections de caféine et d'éther alternativement.

Faux-Croup.

Voy. *Laryngite studuleuse.*

Cyanose chez un enfant de 8 ans, non tuberculeux.

1° L'enfant sera soumis à une hygiène sévère. — Le repos physique et moral seront rigoureusement observés. — On évitera les émotions. — On proscrira les jeux en plein air. (COMBY.)

2° En hiver, on évitera le séjour dans les régions du nord. — L'enfant sera conduit de préférence dans les pays tempérés, ou abrités, à Cannes, à Hyères, à Arcachon, à Vannes, dans le golfe du Morbihan, — ou sur la côte sud de Jersey, baignée par le Gulf-Stream. (DAUCHEZ.)

3° Pendant son séjour sur la côte méditerranéenne, l'enfant passera les après-midi, étendu, couché en plein air, dans une barque abritée du vent ou du soleil. (LABRIC.)

4° Vêtements de laine ou de flanelle pour combattre le froid. — Massage des membres.

5° L'action du cœur sera soutenue à l'aide de la potion suivante (DESCROIZILLES) :

Caféine............	0,50 centigr.
Sirop de menthe...	30 gr.
Eau de mélisse....	80 gr.

5 à 10 cuill. à café — par période de cinq jours.

6° Si l'enfant ne peut voyager, on aura recours aux inhalations d'oxygène ou d'air comprimé — à la digitale ou au bromure. (R. NOGUÉ.)

Accidents locaux, reflexes et généraux de dentition (Évolution des canines)
chez un enfant de 15 mois
(salivation, bronchite, diarrhée, accès fébriles intermittents et agitation nocturne depuis 15 à 20 jours). (LABRIC.)

1° Inciser profondément la gencive avec l'ongle préalablement bien lavé dans une solution phéniquée à 2 p. 100, c. à. d. aseptique. — Liberer la pointe des quatre canines.

2° Le soir, faire prendre à l'enfant une à trois cuillerées à café du sirop suivant :

Sirop de chloral..............	60 gr.
Sirop de framboise...........	30 gr.
Alcoolature de rac. d'aconit.	XV gouttes.

3° En cas d'agitation très vive, ou de convulsions, on évacuera l'intestin à l'aide d'un lavement huileux et on fera garder, si possible, le lavement suivant :

Décocté de valériane.	100 gr.
Jaune d'œuf..........	N° 1
Assa fœtida...........	0,15 à 0,20 centigr.

4° L'hypertermie sera combattue, la nuit surtout, soit à l'aide de bains tièdes (32-34-36°), bains de 10min, soit à l'aide des prises suivantes :

Antipyrine.....................	0,20 centigr.
Alcoolature de racine d'aconit.	une goutte.

et le jour, par des lotions fraîches très abondantes et souvent renouvelées.

5° Localement, on frictionnera les gencives avec un pinceau de molleton ou le doigt enduit du collutoire suivant (BLACHE) :

Chlorhydrate de cocaïne.	0,10 à 0,20 centigr.
Chlorate de potasse.....	0,50 centigr.
Glycérine................	10 gr.

Dermatite herpétiforme chez un enfant de 10 mois ayant eu plusieurs nourrices défectueuses et habituellement constipé.

COMMÉMORATIFS. — *Éruption peniphigoïde polymorphe. Insomnie et prurit depuis 6 mois. Guérison en 5 semaines, guérison persistante malgré la suspension du traitement.* (Dr H. DAUCHEZ.)

1° Chaque semaine, l'enfant sera soumis à l'usage des bains gélatineux (gélatine 250 à 300 gr.) prolongés (15 minutes), après lesquels l'enfant sera revêtu d'une vieille chemise de toile, très souple et très fine, sans être essuyé. — Bains tous les deux jours au moins. On les donnera le soir de préférence, à température de 35 à 36° centigrades.

2° Au moment où l'enfant sera couché, on pratiquera au pinceau de blaireau un badigeonnage de la solution de formol au quarantième, ou de la solution de gaïacol au cinquième (légèrement).

Puis les membres les plus atteints seront largement badigeonnés de liniment oléocalcaire et enveloppés d'ouate fraîche saupoudrée d'amidon.

3° On évitera l'administration du chloral, de peur d'exaspérer le prurit. On préfèrera l'éther, l'aconit, le sirop d'éther, ou l'opium en cas d'agitation.

4° Chaque jour, l'enfant prendra de 0,10 à 0,20 centigr. de benzonaphtol par prises de 0,05 centigr. dans la matinée.

5° Le soir, de 0,01 à 0,10 centigr. de calomel à la vapeur par périodes de quatre jours.

6° L'enfant sera mis exclusivement au sein d'une très bonne nourrice. — Ou en cas d'impossibilité, au lait pur ou stérilisé *d'une même vache à la campagne.*

7° La constipation, si elle reparaît, sera combattue par une ou deux des prises suivantes :

Scammonée d'Alep pulvérisée..	0,05 centigr.
Magnésie anglaise..............	0,20 centigr.

Diarrhée chronique (mauvais lait)
(*enfant cachectique de 8 à 10 mois*).
(Labric et Dauchez.)

1° Mettre, sauf empêchement majeur, l'enfant au sein d'une bonne nourrice, dont le lait corresponde si possible à l'âge de l'enfant. — Tetées de 60 gr. toutes les deux heures et peu à peu de 80 à 90 gr. — Sinon, lait maternisé ou stérilisé à défaut de lait *très frais.*

2° Aux heures des tetées, on donnera une cuillerée à café de la potion suivante :

Eau de chaux médicinale....	40 gr.
Sous-nitrate de bismuth.....	1 gr.
Sirop de grande consoude....	10 gr.

3° Ou l'une des prises suivantes (Labric) :

Phosphate de chaux....	
Carbonate de chaux.....	aa 2 gr.
Carbonate de magnésie.	
S.-nitrate de bismuth....	4 gr.

M. s. a. et diviser en dix doses. — 4 à 6 par jour sur la langue au moment des tetées.

4° Badigeonnage de teinture d'iode tous les quatre jours sur le bas-ventre, suivi d'enveloppement ouaté.

5° Lavement d'eau gommée (3 à 500 gr.) pour laver l'intestin, tous les jours alternativement avec des lavements d'eau de son amidonée.

6° Si la diarrhée persiste, purger *légèrement* l'enfant tous les quatre ou cinq jours et donner dans l'intervalle trois ou quatre cuillerées à café du sirop suivant dans les 24 heures.

Potion :

Sirop de quinquina......	100 gr.
Diascordium.............	1 gr.
Tannin..................	0,50 centigr.
Sulfate neutre de quinine	0,50 centigr.

7° En cas d'insuccès, si la diarrhée est liée à une intoxication palustre, on prescrira le chlorhydrate de quinine en suppositoire, pour accélérer l'absorption (J. SIMON) à dose de 0,25 centigr. par suppositoire.

8° Si la diarrhée est dysentériforme, on donnera simultanément trois des paquets suivants, espacés en dehors des tetées légèrement réduites :

Ipecacuanha pulvér.....	0,10 centigr.
Calomel à la vapeur....	0,03 centigr.

M. s. a. et div. en trois prises.

9° Le sevrage n'aura lieu que tardivement et progressivement au printemps, en été ou en automne, en dehors des périodes de dentition.

Diabète insipide chez un enfant nerveux, anémique et constipé. (MONTI.)

1° Le régime devra exclure, dans la mesure du possible, les aliments sucrés ou salés afin de ne pas exagérer la soif.

Le régime lacté combiné au régime végétarien sera préféré au régime carné.

On veillera en même temps sur les fonctions de la peau, en conseillant deux bains chauds de courte durée chaque semaine et un exercice modéré.

2° Chaque jour pair l'enfant prendra cinq des paquets suivants :

Sulfate de quinine....	0,04 centigr.
Sulfate de zinc........	0,01 centigr.
Sucre blanc............	0,30 centigr.

M. s. a. pour une prise — f. s. a. prises n° 15.

3° Et les jours impairs, de six à dix gouttes (selon l'âge) de la mixture suivante, en deux fois :

Mixture { Liqueur de Fowler..... / Teinture de valériane. } āā 2 gr.

4° Si l'enfant est anémique, on prescrira de un à trois granules d'arséniate de fer titrés à un milligramme (en 3 fois).

5° Et si la constipation persiste, on aura recours à de petites doses d'eau de Montmirail (2 à 3 demi-verres) — ou au lavage de l'estomac avec de l'eau salée, en cas de gastrectasie avec fermentations.

Diphtérie.

(Voir *Prophylaxie*).

Angine diphtérique pure *chez un enfant de 5 ans* (Dr Roux.)

1° Avant même de pratiquer l'ensemencement, on injectera immédiatement *dix* centimètres cubes de sérum anti-diphtérique de Roux et si l'angine est grave, ou si l'exsudat s'étend au larynx, *vingt* centimètres cubes du même sérum.

2° Si la fausse membrane cède, tombe, si la température, le pouls et l'albumine s'atténuent vingt-quatre heures après, on devra attendre, sans pratiquer d'injection, en surveillant.

3° Au contraire, les phénomènes généraux persistent-ils, une seconde injection s'impose suivie de vingt-quatre heures de repos.

4° Enfin en cas de persistance des accidents locaux ou généraux, une troisième injection s'impose.

5° Des irrigations dans la gorge avec la solution suivante :

Eau bouillie.............	1000 gr.
Liqueur de Labarraque..	50 gr.

pourront être très utilement répétées toutes les quatre heures.

6° On évitera le plus soigneusement possible les badigeonnages de la gorge avec des tampons durs, ainsi que l'arrachement des fausses membranes.

Seules les irrigations ou les attouchements à la glycérine salycilée (5 p. 100) pourront être pratiqués.

Les topiques au sublimé seront plus particulièrement bannis de la pratique. (Roux.)

Angine diphtérique et Croup. *Enfant de 6 ans, présentant du tirage.*
(Drs Roux, Martin, Lesage et Dauchez.)

1° En cas de tirage persistant, le tubage devra être pratiqué après injection préalable de sérum. (V. *Angine dipht. pure*, p. 80.)

2° Si la canule intra laryngée une fois enlevée, les signes d'obstruction laryngée réapparaissent, on l'appliquera à nouveau.

3° La trachéotomie (Dauchez) s'impose absolument lorsque le tubage a échoué, ou en cas d'insuccès. Grâce à l'injection combinée à la trachéotomie, on obtient presque à coup sûr la guérison des malades. Cette opération est inévitable et nécessaire (Dauchez) chez l'enfant in extremis, ou quand le médecin ne sait pas tuber, ou n'est pas outillé pour pratiquer le tubage.

4° Chez tous les diphtériques (croup ou angine) le traitement général sera mis en œuvre (alimentation lactée, crèmes, gelées, œufs, vin de Bordeaux, de kola, etc.

La potion suivante sera prescrite :

Vin de Kola.............	} āā 30 gr.
Vin de Caféine..........	
Sirop de quinquina.......	40 gr.
Teinture de canelle.......	2 gr.
Acétate d'ammoniaque....	1 gr.

5° En cas de complications broncho-pulmonaires, le café, le grog chaud, les stimulants diffusibles seront ordonnés. On préférera aux vésicatoires les ventouses, la sinapisation et des applications de compresses de flanelle *imbibées d'eau bien chaude* exprimées et arrosées de 50 à 100 gouttes de la mixture suivante, au devant du thorax :

Mixture (Dr LE BELE)		
	Alcool camphré.......	40 gr.
	Teinture thébaïque..	ãã 5 gr.
	Chloroforme pur.....	

(Usage externe.)

6° Enfin des fumigations avec la décoction de feuilles d'eucalyptus seront pratiquées entre les rideaux du lit de l'enfant.

Des bandelettes imbibées de goudron médicinal pourront être suspendues à la flèche du berceau.

Dysenterie grave *chez un enfant de 10 ans, embarras gastrique secondaire.*
(PICOT et D'ESPINE.)

1° Si l'enfant est profondément déprimé, on administrera pendant un ou deux jours l'huile de ricin à dose purgative (15 à 20 gr.), le sulfate de soude (10 à 15 gr.), ou mieux encore le calomel (0,50 cent. à 1 gr.) en plusieurs prises données d'heure en heure, jusqu'à ce que l'intestin soit complètement débarrassé des matières et des sécrétions qu'il renferme.

2° Le troisième jour, si la langue reste saburrale, on administrera un vomitif, et de préférence l'ipécacuanha (0,50 cent.) On évitera rigoureusement l'emploi du tartre stibié.

Si toutefois l'état des voies digestives est à peu près satisfaisant, on se contentera de répéter 2 à 3 fois par jour de faibles doses d'ipécacuanha[1] (0,10 à 0,20).

3° Celui-ci, dans les cas résistants, sera donné le troisième jour en infusion (1 à 2 gr. pour 200 gr. d'infusion), une fois tous les 5 ou 6 jours, si la dysenterie a tendance à reparaître.

4° Dès que l'amélioration se fera sentir, on aura recours, si les selles sont normales, aux préparations opiacées (poudre de Dower ou laudanum). Et si l'amélioration n'est que relative, aux pilules de Delioux (ipéca, calomel, et opium).

5° Le bouillon, le lait, l'eau gommée, l'eau albumineuse, la décoct. blanche de Sydenh., la décoction de riz feront les frais de l'alimentation des premiers jours.

1. La méthode suivante proposée par le Dr Mercier (de Bourbonne) est employée au Brésil et dans les pays chauds :

Racine d'ipécacuanha annelé concassé..	6 gr.
Faites infuser dans Eau.............	500 gr.

A faire prendre en 5 ou 6 fois.

Nouvelle infusion avec le résidu pendant trois jours consécutifs.

Dysménorrhée *chez une fillette de 11 ans. — Accès sans flux menstruel* (LABRIC).

1° Pendant les quinze jours qui précéderont l'époque menstruelle, la malade prendra :

a. — Entre 7 et 11 heures, deux verres d'eau de Vichy.

b. — Un des cachets suivants au repas de midi :

Poudre Colombo............	aa 0,10 centigr.
Poudre de safran...........	
Fer réduit par l'hydrogène..	
Aloës socotrin...............	trois centigr.

pour un cachet. — cachets n° 15.

c. — Les trois derniers jours (sauf en cas de diarrhée), la malade prendra en outre cinq à dix gouttes de :

Teinture d'iode fraîche et non acide,
dans un verre à Bordeaux de vin de Malaga.

2° Si les deux moyens précédents provoquaient de la diarrhée, on aurait recours à l'alcoolature de racines et feuilles fraîches d'anémone pulsatile (VIGIER), 40 gouttes en deux fois.

3° L'état général sera modifié par quelques bains sulfureux, quelques douches tièdes ou froides, suivant la saison et le tempérament nerveux et continués persévéramment ;

5° Le chloral en lavement (1 p. 60) (BLACHE), les lavements à la belladone et au laudanum, VIII à X gouttes associées, modéreront la douleur.

Dyspepsie *chez un enfant de moins d'un an.*
(FRÜHWALD et STEINER, de Vienne.)

Guérison rapide en 15 jours. — Augmentation quotidienne de 20 à 25 grammes.

1° Le premier jour, l'enfant sera soumis à la diète, à l'usage du thé, et prendra une dose légèrement laxative de calomel, suivie d'une grande irrigation rectale.

2° A partir du second jour, l'enfant, s'il n'a pas une excellente nourrice, ou si le lait de celle-ci paraît entretenir les troubles digestifs, sera soumis à l'usage du lait maternisé. (Le lait maternisé pour être bon doit être étendu d'eau et passé au centrifuge, c'est-à-dire rapproché par cette double opération du lait de femme.)

3° Chaque ration de lait maternisé variera de 50 à 200 gr., selon l'âge de l'enfant (de 1 à 12 mois), et sera renouvelée toutes les 3 ou 4 heures. — La propreté la plus minutieuse devra présider à l'entretien du lait, des flacons et des tetines, qui seront conserves dans une pièce aussi fraîche que possible.

4° L'intervalle des repas devra être strictement observé (3 à 4 heures). — En cas de nécessité, 2 à 4 cuillerées d'eau bouillie refroidie seront données aux enfants trop voraces.

5° Dans les cas de dyspepsie chronique, on devra pratiquer de larges irrigations intestinales, administrer 1 à 2 grammes de magistère de bismuth alternativement avec les préparations de rhubarbe à 1 p. 100.

Eczéma orbiculaire. — Occupant le pourtour des lèvres, des orifices des narines.
Récidive. — *Chez un enfant de 8 ans.*
(Dr FEULARD.)

1° Pendant 2 à 3 mois, l'enfant sera soumis aux applications de toile caoutchoutée (caoutchouc noir désulfuré) permanentes sur les lèvres, le nez et le menton, la nuit du moins.

2° Des scarifications légères seront pratiquées pour réveiller l'activité nutritive des tissus.

3° Si le traitement ainsi proposé est insuffisant, on pratiquera chaque soir des lotions avec des tampons d'ouate imbibés du liniment :

Eau distillée...... 100 gr.
Résorcine......... 2 gr.

suivies de l'application de la pommade suivante :

Axonge fraîche...... 30 gr.
Goudron purifié..... 2 gr.
Acide salycilique.... 0,50 centigr.

4° Chaque semaine, l'enfant prendra deux bains d'amidon.

5° A la fin du repas, on donnera une cuillerée à soupe de

Sirop iodo-tannique.... 120 gr.

6° On supprimera de l'alimentation le poisson de mer, les épices, les viandes fumées, le café, etc.

7° La constipation sera soigneusement combattue.

Eczéma seborrhéique. — Du cuir chevelu, de la face, des joues.

Chez un enfant de 6 mois (Dr FEULARD).

1° Les tétées ou le biberon seront minutieusement réglés toutes les 2 heures.

2° Une fois par semaine, l'enfant prendra de *2 à 5 centigr.* de calomel à la vapeur.

3° Tous les soirs, on recouvrira les parties malades d'une couche de la pommade suivante :

Axonge fraîche.........	30 gr.
Goudron médicinal.....	1 gr. 50
Acide salycilique.......	0 gr. 50.

Le lendemain matin, on lavera la tête avec du savon ou de la décoction de Bois de Panama.

4° Dans la journée, application de vaseline boriquée.

5° En cas d'insuccès le 8e jour, application d'une pommade sulfureuse ou de lotions sulfureuses.

6° La pommade sulfureuse ne sera appliquée qu'une nuit et remplacée les jours suivants par la pommade suivante (parasiticide) :

Axonge............	30 gr.
Baume du Pérou...	1 gr.

Le lendemain, savonnage au savon de Panama.

Endopéricardite aiguë, rhumatismale
chez un enfant de six ans, accusant de la fièvre, de la douleur, de la dyspnée.

1° Le malade sera maintenu au lit, au silence et au repos absolu.

2° Un badigeonnage de teinture d'iode (si les urines sont albumineuses) ou de petits vésicatoires volants seront appliqués successivement au devant de la région précordiale ;

3° Chaque vésicatoire sera pansé avec une rondelle de vieux linge enduite de *deux grammes* d'onguent mercuriel.

4° La potion suivante sera donnée de deux heures en deux heures :

Infusion de feuilles de digitale à 0,30 cent.......	100 gr.
Sirop de quinquina...............	20 gr.
Sirop d'éther.....................	30 gr.
Teinture de mélisse..............	10 gr.
Salycilate de soude..............	3 gr.

5° Et sera suspendue vers midi, pour être

remplacée par une prise de sulfate de quinine de trente centigrammes.

6° Tous les 2 ou 3 jours, l'enfant prendra à jeun 2 à 4 prises de calomel à la vapeur, de cinq centigrammes chaque.

7° Si l'oppression s'exagère le soir, un lavement de chloral sera administré selon la formule :

Infusion de valériane........	120 gr.
Jaune d'œuf.................	n° 1
Hydrate de chloral..........	0,60 cent.

Entérite aiguë chez un jeune enfant avec sécrétions muco glaireuses *à tendance chronique* (H. DAUCHEZ.)

1° Le traitement diététique sera institué d'après les principes exposés à l'article Dysenterie.

a) Si l'enfant est au sein, on veillera à ce qu'une nourrice de choix lui donne à des heures très réglées — 50 à 80 gr. par tétées — ou à défaut de son lait qu'elle administre de trois en trois heures du lait maternisé (NICOLAS) ou du lait stérilisé pris au dépôt central.

2° Si l'enfant est sevré, on reviendra à l'usage du lait, de l'eau albumineuse, de l'eau gommée, de la décoction blanche de Sydenham par petites demi-tasses à café.

3° En même temps l'enfant prendra par

cuillerées à café, après chaque tétée, la potion suivante :

Eau de chaux médicinale...	60 gr.
Sous-nitrate de bismuth...	1 gr. 50 cent.
Sirop de coings............	20 gr.
Laudanum de Sydenham ..	I à IV gouttes.

4° Le 4e jour de ce traitement, on substituera à cette première méthode, la médication purgative, c'est-à-dire soit un à deux paquets de magnésie de 2 gr., soit l'huile de ricin (10 gr.) additionnée de sirop de gomme, renouvelées tous les 2 jours alternativement avec la potion ci-dessus.

5° Si pendant la convalescence, l'enfant rejette à de rares intervalles d'abondantes mucosités, on lui fera prendre deux fois par jour une des prises suivantes, pendant 3 ou 4 jours :

Poudre de Dower..	de 0,02 à 0,05 centigr.
Calomel à la vapeur........	0,05
Ipécacuanha annelé pulv...	0,05
Craie préparée..............	0,20 centigr.

6° Enfin si l'entérite semble résister à ces divers moyens ou tourner à la chronicité, on pratiquera sans hésiter 3 ou 4 jours de suite (2 fois par jour) de très larges irrigations chaudes de 500 à 1000 gr. d'une solution antiseptique (acide borique, benjoin, teinture de canelle 2 p. 100) à l'aide du bock (500 à 1,000 gr.) de la sonde œsophagienne introduite à

30 centimètres de profondeur, pour permettre au liquide de laver les trois portions du colon. L'enteroclyse ainsi pratiquée est presque infaillible.

Entérite chronique, enfant de 2 ans très affaibli, selles abondantes, striées de sang.

1° Chaque matin l'enfant sera soumis à une irrigation lente de l'intestin au moyen de l'irrigateur chargé d'eau mucilagineuse pendant cinq à six jours.

2° Passé ce délai, le lavement suivant sera prescrit :

Lavement	Extrait de Ratanhia....	ãã 2 gr.
	Teinture de Ratanhia ..	
	Eau bouillie.............	150 gr.

Et si la douleur paraît nulle ou très atténuée :

Lavement	Nitrate d'argent cristallisé.....	0,05 cent.
	Eau distillée....	500 gr.

Administrer en quatre fois dans la journée. (Seringue en verre munie d'un tube de caoutchouc).

3° En même temps, l'enfant prendra de deux jours en deux jours deux ou trois prises de magnésie anglaise de deux grammes chaque, dans la matinée, jusqu'à ce que les garde-robes se modifient d'aspect.

4° Aussitôt ce résultat obtenu, on administrera plusieurs jours de suite 2 à 3 des prises suivantes dans une cuillerée de bouillie au lait, ou de gelée de coing :

Sous-nitrate de bismuth...	0,25 cent.
Craie préparée............	0,50 cent. à 1 gr.
Laudanum de Sydenham...	une goutte.

M. s. a. pour une prise. — Six prises semblables.

5° Eau albumineuse par verres à Bordeaux en dehors des repas pour combattre la soif.

6° Un badigeonnage de teinture d'iode sera répété tous les 3 jours sur le bas-ventre que l'on recouvrira d'ouate et de taffetas gommé les jours intermédiaires.

7° Régime : Au début, lait maternisé, ou stérilisé coupé d'eau de chaux. A Paris, le lait d'ânesse (de beaucoup le mieux toléré) sera conseillé 2 fois par jour, concurremment avec le lait de vache écrémé, coupé ou non d'eau de chaux. Peu à peu des aliments (toujours en purée) seront prescrits à petite dose; pulpe de viande (boucheries Duval), œufs frais, panade, peptone en poudre fine, gelée de viande dessalée, gelée de coings, crème à la vanille.

8° Pendant la convalescence, l'enfant prendra quelques cuillerées d'élixir de Garus, de vin de quinquina. Il sera conduit à Plombières, à Salins-Moutiers, ou soumis à l'action des bains sulfureux et salés. (Uriage.)

9° L'hydrothérapie, le massage hygiénique et

les frictions stimulantes (alcool de mélisse et de romarin) suppléeront aux stations thermales, si celles-ci ne peuvent être conseillées.

Empoisonnements accidentels

(Dr Comby, *Médec. moderne*, 18 déc. 1895).

(Dr A.-E. Ferrand.)

(Si l'enfant est trop jeune pour ingérer les substances antidotiques, le lavage de l'estomac s'impose.

En pratique, on peut grouper en cinq classes les substances capables d'empoisonner les jeunes sujets.

I. — Poisons corrosifs : Acides, alcalis (soude ou potasse), arsenic, phosphore, acide phénique, sels de cuivre.

a) *Acides :* Ingestion d'eau de chaux, magnésie calcinée, bicarbonate de soude (Eau Vichy). — Eau savonneuse, lait, huile, blancs d'œufs battus, décoction d'orge ;

b) *Alcalis :* Eau vinaigrée, limonade tartrique, citrique, jus d'orange. Et, plus tard, *ut supra* (huile, eau album.) ;

c) *Arsenic :* Lavages de l'estomac par une solution de sesquioxyde de fer hydraté obtenue en traitant 50 gr. de perchlorure de fer liquide par 40 gr. de carbonate de soude dans trois litres d'eau. — Filtrez et recueillez la poudre humide. — Ou encore :

Eau...............	200 gr.
Magnésie calcinée.	12 gr.
Sulfate de fer.....	30 gr.

par cuillerées à soupe de quart d'heure en quart d'heure.

d) *Phosphore :* Prescrire l'émulsion suivante :

Eau albumineuse sucrée.....	250 gr.
Essence de térébenthine.....	10 gr.

par gorgées de 5 en 5 minutes.

Lait à discrétion. — Au besoin, sulfate de cuivre, 0,25 centigr. par 100 gr. d'eau.

e) *Sels de cuivre :* Lait et œufs q. v. — Eau albumineuse, injections de morphine. — Cataplasmes.

f) *Sels de plomb :* Sulfate de magnésie (10 à 15 gr. dans 200 gr. d'eau) ou limonade sulfurique.

II. — Poisons paralysants : Opium, aconit, antimoine, belladone, chloroforme, éther, cocaïne, santonine).

a) *Opium :* Café par la bouche jusqu'à vomissement ou en lavage de l'estomac, frictions cutanées. — Oxygène. — Respiration artificielle. — Inhalations de nitrite d'anyle. — Permanganate de potasse, 0,05 toutes les heures dans 1/3 de verre d'eau. — Fustigation,

— Massage. — Affusions froides sur le thorax et sur la tête. — Dans une infusion, thé ou café très chaud, V à X gouttes d'ammoniaque liquide. — Tannin $\frac{6 \text{ gr.}}{150}$.

b) *Aconit :* Idem. — Café, vin, alcool, éther. Injection de caféine :

Benzoate de soude.	2 gr. 50
Caféine	2 gr.
Eau distillée	q. s. pour compléter 10 centim. cubes.

Si l'enfant a plus de cinq ans, une injection hypordermique d'apomorphine (un à trois centigrammes par 1/2 centim. cube de cette solution), jusqu'à vomissement :

Solut.	Eau distillée	10 gr.
	Apomorphine	0,10 centigr.

c) *Antimoine* (émétique) : Acide gallique ou tannique. Thé, café fort, enveloppements chauds.

d) *Belladone :* Idem. — En outre, injections de morphine, 5 milligrammes (toutes les 3 heures), lavements purgatifs. — Tractions rythmées de la langue.

e) *Chloroforme* et *éther :* Tractions linguales, titillations de la luette. — Flagellations du visage. — Douches écossaises. — Titillations du nez (plume). — Inhalations de nitrite d'amyle.

f) *Cocaïne* (dilatation pupillaire, pâleur, sueurs froides, etc.). — Bains sinapisés. —

Boissons chaudes dans le bain. — Injections sous-cutanées d'éther, 1/2 seringue toutes les heures. — Respiration artificielle. — Potion gommeuse, hydrate de chloral et bromure de potassium aa 0,50 centigr. au-dessous d'un an (PACAUD).

g) *Santonine* (Dose hypertoxique, 0,40 centigr.) suivie de dilatation pupillaire, cécité, épilepsie partielle, hallucinations colorées. — Coma. — Lavements purgatifs.— Prophylaxie. — Associer le calomel à la santonine.

III. — POISONS CONVULSIVANTS. — Strychnine, noix vomique, acide cyanhydrique.) — (Roideurs du cou, frissons, dysphagie.) — A prescrire par milligrammes et cesser le sixième jour (accumulation).

Strychnine. — Au début, tannin (1 à 2 gr.). — Plus tard, narcotiques et paralysants (bromure de potassium, chloral, opium, chloroforme, éther). — Enfin, les vomitifs et les purgatifs.

IV. — POISONS DU CŒUR (Digitale, strophantus, cocaïne).

Digitale : Café, potion de Todd. — Frictions. — Decubitus horizontal, chaleur.

V. — POISONS RESPIRATOIRES (Oxyde de carbone, gaz d'éclairage, acide sulfhydrique).

Même traitement : Respiration artificielle. — Aération. — Douches froides. — Stimulants. — Café. — Cataplasmes sinapisés.

Épilepsie héréditaire (Prophylaxie de l')
chez un enfant de 15 mois
dont le père et deux frères sont épileptiques.
(Prof. FONSSAGRIVES.)

1° On surveillera avec le plus grand soin l'évolution dentaire pour débrider prématurément les gencives;

2° On cherchera également si l'enfant est porteur d'oxyures ou d'ascarides pour débarrasser l'intestin de cette cause non moins active d'accidents convulsifs reflexes.

3° L'élevage à la campagne pour éviter les émotions et les excitations des sens sera recommandé jusqu'à l'âge de la puberté.

4° Les exercices physiques domineront l'éducation intellectuelle et la gymnastique, la marche à pied, l'agriculture, les pratiques hydrothérapiques seront mises à profit et surveillées par un directeur doux et prudent.

La musique (WEST) facilitera le développement des facultés affectives;

5° L'enfant prendra chaque jour de dix à vingt grammes de suc de :

Cotyledon umbilicus (FONSSAGRIVES) à titre préventif.

Épilepsie confirmée.

1° Traitement de l'accès : L'enfant sera couché horizontalement sur un matelas, le cou desserré, loin de tout obstacle ; un tampon de linge sera introduit entre les dents, si possible.

Les carotides seront fortement comprimées et le gros orteil fortement fléchi (C. PAUL.)

2° En même temps des inhalations de chloroforme ou d'oxygène seront pratiquées.

3° Après l'attaque, on prescrira de deux à quatre cuillerées à dessert par jour et coup sur coup de l'un des deux sirops suivants que l'on pourra faire alterner (au-dessus de 5 ans) :

1° 2-4-6 cuill. à dessert en 24 h.

Bromure de potassium.......	20 gr.
Sirop de belladone............	60 gr.
Hydrate de chloral...........	6 gr.
Sirop simple..................	240 gr.

2° 1 à 2 cuill. à bouche en 24 h. (YVON) le soir :

Bromure de potassium......	} ãa 5 gr.
— de sodium.........	
— d'ammonium......	
Eau distillée.....	} ãa 150 gr.
Sirop d'écorce d'or. amères..	

4° Comme chez l'enfant issu d'un épileptique, on prescrira l'isolement, l'exercice physique, la vie au grand air et l'hydrothérapie (V. *Epilep. prophyl.*)

5° On suspendra très rarement le bromure — qui sera donné le soir coup sur coup — qui alternera avec le sesquibromure de fer (dragées Hecquet) 10 jours tous les 2 mois. Cesser en cas de dépression absolue.

Épistaxis chez un hémophylique.

1° L'enfant sera soumis au repos complet, absolu, dans le décubitus dorsal, et si l'épistaxis tend à reparaître, sera maintenu à plat ventre, la tête basse et les narines bourrées de coton sec antiseptique, celles-ci restant comprimées l'une contre l'autre par la pression des doigts (pouce et index).

2° On pourra, s'il y a lieu, imbiber une bandelette de coton hydrophile d'une solution au tiers de perchlorure de fer, ou mieux d'eau oxygénée introduite dans le fond des narines avec une longue pince coudée à mors plats (Lubet-Barbon). Le 3e jour remplacer ce pansement par un tampon enduit de vaseline stérilisée.

3° Pendant 48 heures au moins, les tampons seront renouvelés à l'eau oxygénée et détachés légèrement après un bain nasal (pipette nasale du Dr Depierris (Lepelletier, 42, rue Saint-Jacques). Grandes ablutions froides sur la tête.

4° Pendant quelques jours, des purgatifs huileux ou salins seront administrés pour empêcher l'effort de la défécation.

5° A l'intérieur, on prescrira la limonade sulfurique (3 à 4 verres à Bordeaux) et l'usage de la préparation suivante. (Robiquet et Dujardin-Beaumetz.)

Pyrophosphate de fer et de soude.	āā 2 gr.
Extrait de quinquina gris.......	1 gr.
Vin blanc........................	200 gr.

(Une à deux cuillerées à dessert par jour.)

6° La transfusion du sang, s'il existe un état alarmant (GINTRAC) et plus simplement l'injection de sérum, associée à la douche froide sur les pieds, suspendront quelquefois brusquement l'hémorrhagie (GINTRAC).

7° Convalescence à Nice, ou à la campagne, sous un climat tempéré.

Érysipèle généralisé du bras, du dos, du thorax.

Chez un enfant de 5 mois.

(Temp. = 40°.) Consécutif à la vaccination. Guérison (Dr ORY).

1° Toutes les heures, l'enfant sera soumis pendant cinq minutes à des séances de pulvérisation phéniquée avec la solution à 2 p. 100. — On choisira le pulvérisateur à vapeur de Colin.

2° Pendant la séance seulement, la région envahie sera seule présentée au pulvérisateur, le reste du corps restant enveloppé d'un épais manchon d'ouate.

3° On évitera les applications de collodion riciné, et si celles-ci ont été pratiquées, on en débarrassera les téguments.

4° Les pulvérisations ne seront plus pratiquées que 4 fois par jour, les troisième et quatrième jour, et cessées le cinquième, si la fièvre et l'érysipèle s'arrêtent.

Estomac (dilatation de l') chez un enfant neuro-arthritique. — *Chez un enfant de 12 ans*, convalescent de fièvre typhoïde. (P. LEGENDRE et DAUCHEZ.)

1° L'alimentation du malade devra être méthodique et progressive, et se composera de poudre ou pulpe de viande, hachée d'œufs, de crèmes, de purée.

Deux grands repas séparés par deux légères collations seront permis à cinq heures d'intervalle chaque.

2° La quantité des boissons sera graduée (6 à 8 verres à Bordeaux par repas) et réglée (lait, cidre, bière de malt coupée d'eau d'Evian, Alet ou Soultzmalt, de 100 à 300 gr. par repas).

Le café, le vin et les boissons alcooliques seront interdites.

L'enfant ne prendra aucun aliment solide ou liquides entre ses repas.

3° A la fin du repas, le malade prendra dans 1/2 verre d'eau trois à quatre cuillerées du vin composé (YVON) :

Teinture de quassia.........	15 gr.
Pyrophosphate de fer........	} āā 2 gr. 50
Pyrophosphate de soude.....	
Vin de Malaga..............	500 gr.

4° En même temps, une douche froide, si l'enfant est déprimé, ou une douche tiède, s'il est surexcité, sera donnée chaque jour pendant 4, 5 ou 6 semaines consécutives (5 à 20 secondes en jet brisé ou à la palette).

5° Promenade quotidienne après le repas (pendant 30 à 40 minutes). On supprimera les exercices violents.

6° Pendant toute la cure, on évitera soigneusement les ragoûts, les sauces grasses, le beurre en tartine, la friture, les légumes crus (salades, radis, betteraves), les pâtisseries mal cuites, feuilletées, les brioches chaudes ;

7° Dès que les fonctions de l'estomac seront régularisées, on autorisera :

Au premier déjeuner : Un œuf à la coque, un potage aux farines de gruau, d'avoine, d'orge, crème de riz ou racahout.

Aux repas du midi et du soir conviennent les viandes de boucherie froides ou chaudes, tendres, assez cuites, rôties ou braisées, la poule au riz ou au pot, les purées de viande, les poissons bouillis, le riz au lait, les pâtes, le bouillon, le jus de viande, les purées de légumes au tamis, les œufs au lait, l'omelette soufflée, les compotes ou gelées de fruits, *peu sucrées*.

Les fraises, les pêches et le raisin seront seuls permis, en rejetant les pépins et la peau.

8° S'il se manifeste de l'hyperchlorhydrie, la craie, le bicarbonate de soude ou le phosphate de chaux seront prescrits *à haute dose* ;

9° Et si l'hypochlorhydrie (très fréquente)

avec fermentation prédomine, le malade prendra de 2 à 3 cuillerées à bouche de limonade chlorhydrique, au milieu du repas.

Acide chlorhydrique médicinal.	2 gr.
Eau	400 gr.
Sirop de limons................	100 gr.

Favus au début. *Enfant de 8 à 10 ans.*
(Besnier et Doyon.)

1° Aussitôt après l'apparition des godets, couper les cheveux ras, ramollir les croûtes en se servant de glycérine, d'huile d'amandes douces, d'olives ou de ricin, de baume du Pérou, le tout recouvert d'une calotte de caoutchouc pendant la nuit.

2° Le lendemain au réveil, savonner le cuir chevelu avec du savon noir, ou de la décoction de bois de Panama et maintenir la tête enveloppée pendant 48 heures de compresses de lint boriqué, largement imbibées de la solution suivante :

℞	Eau distillée	1000 gr.
	Salycilate de soude......	25 gr.
	Bicarbonate de soude....	10 gr.

3° Dès que la tête est nettoyée, épiler la région envahie en débordant celle-ci de 1 à 2 centimètres.

4° Si la douleur est vive, mêmes compresses de lint (art. 2), sinon frictions avec :

Pommade :

Baume du Pérou......... Huile de bouleau blanc..	ãã 3 gr. à 5 gr.
Acide salycilique......... Résorcine.......	ãã 1 gr. à 5 gr.
Soufre précipité............	5 gr. à 15 gr.
Lanoline................. Vaseline .... Axonge	ãã 30 gr.

5° De la 4ᵉ à la 6ᵉ semaine, après la repousse des cheveux, deuxième épilation et ainsi de suite.

Fièvre intermittente pernicieuse

Enfant de 4 ans (forme intestinale).
(J. SIMON et R. NOGUÉ.)

1° Aussitôt le diagnostic porté, le sulfate de quinine sera donné à dose massive, et répétée d'abord sous forme de lavement, et ensuite de suppositoires pour accélérer l'absorption de 2 en 2 heures.

A. Lavement :

Sulfate de quinine........	0,40 centigr.
Laudanum de Sydenham.	I à II gouttes.
Eau de Rabel.............	Q. S.
Eau	45 à 60 gr.

B. Suppositoires :

℞ Chlorhydrate de quinine. 0,30 à 0,40 cent.
Beurre de cacao......... 2 gr.

2° On se méfiera des injections hypodermiques, souvent douloureuses, et si l'on s'y résout on pourra recourir à la formule suivante (Dr R. NOGUÉ).

Injection hypodermique à 0,05 cent. :

℞ Sulfate neutre de quinine.. } ãã 0,50 cent.
Acide tartrique............. }
Eau distillee................. 10 gr.

3° Dès que les accès pernicieux seront coupés, on traitera les symptômes d'anémie palustre par l'une des formules suivantes :

℞ Sirop d'écorce d'or. amères. 500 gr.
Teinture de rhubarbe....... 10 gr.
Citrate de fer ammoniacal.. 5 gr.

On pourra remplacer le citrate de fer par le pyrophosphate de fer citro ammoniacal à dose double ;

4° Après 10 jours de ce traitement, on prescrira dix jours de suite V à X gouttes de la liqueur suivante :

℞ Liqueur de Fowler.......... 2 gr.
Teinture de gentiane........ 3 gr.
Teinture de quinquina jaune. 5 gr.

5° Plus tard, hydrothérapie 1/4 de minute. Saison à la Bourboule, à Plombières, etc.

Kyste hydatique du foie (*enfant de 8 à 10 ans*).
(PICOT, de Genève.)

COMMÉMORATIFS. — Tumeur du lobe droit du foie, habituellement de la face convexe; ceux de la face concave, en comprimant les canaux biliaires, détermineront un ictère intense, des symptômes d'embarras gastriques. La compression de la veine cave sera suivie du développement des veines sous-cutanées au niveau de l'hypocondre droit, parfois d'ascite.

Au palper (6 fois sur 20) (PONTOU) perception d'une tumeur saillante dans l'hypocondre et du frémissement hydatique. Se méfier de la rupture du kyste dans le péritoine, la plèvre, les bronches, et très exceptionnellement dans l'intestin.

1° Dès que la tumeur sera accessible au trocart, l'aspiration à l'aide de l'appareil Potain sera pratiquée (trocart capillaire).

2° Après la ponction, l'enfant sera maintenu au lit, dans un état d'immobilité absolue pendant deux jours consécutifs au moins (MURCHISON).

3° Si le kyste tend à suppurer (douleurs vives, frissons, fièvre hectique) mieux vaudra ouvrir largement le kyste après avoir obtenu des adhérences solides entre le kyste et la paroi abdominale par l'application des caustiques suivant la méthode de Récamier.

4° Plus tard, lavage de la poche à l'aide d'injections désinfectantes quotidiennes.

Gale. — Éruptions polymorphes.

1° L'enfant sera frictionné tous les soirs avec la pommade suivante (Besnier), après la suppression des accidents inflammatoires par des compresses de gaze désapprêtée et imbibée de glycerolé d'amidon :

Huile de camomille camphrée..	100 gr.
Baume Styrax liquide..........	20 gr.
Essence de menthe.............	3 gr.

Le lendemain matin, on lave à l'eau tiède et on saupoudre d'amidon.

2° Si les croûtes sont trop épaisses, on fera préalablement baigner l'enfant dans un bain d'eau de guimauve ou d'eau boriquée tiède, et un peu plus tard dans un bain additionné de coaltar ou de feuilles de noyer.

3° Dans l'intervalle des bains, on enduira les régions débarrassées des croûtes, d'une couche de

Baume du Pérou...............	30 gr.

laissée à demeure toute la nuit, ou même 24 heures en place. Quatre badigeonnages suffiront (30 gr.) pour les cas simples (Julien et Descouleurs).

4° Continuer pendant 8 à 15 jours, tous les 2 jours, les bains généraux (sulfureux et alcalins mélangés).

5° Si l'enfant est très jeune, on fera mieux (COMBY) de se contenter du mélange suivant :

Onguent Styrax............	20 gr.
Huile d'olive...............	10 gr.

ou d'onguent Styrax pur si l'enfant est plus âgé.

Gale chez un enfant eczémateux, à tégument irritable (JULLIEN et DESCOULEURS.)

1° Le malade sera soumis d'emblée au traitement suivant, sans aucune préparation balnéaire, sans lotion savonneuse :

2° Matin et soir l'enfant sera badigeonné au pinceau avec une légère couche de :

Baume du Pérou...........	30 gr.
	(Us. ext.)

Après le badigeonnage, une friction sera pratiquée sans violence. L'action parasiticide porte en moins d'une heure sur les acares et sur les œufs.

On pourra renouveler le badigeonnage le matin et la friction le soir plusieurs jours de suite s'il y a lieu.

Œdème de la Glotte (LEGROUX, VARIOT et NOGUÉ).

1° Dans les cas graves, on devra recourir à la trachéotomie. Si le danger est moins pressant, on pourra recourir aux scarifications des replis aryténo-épiglottiques avec l'ongle taillé en pointe.

2° Simultanément, on enveloppera d'ouate ou on sinapisera (bain très chaud) les membres inférieurs.

3° Quelques révulsifs (cataplasmes sinapisés) seront promenés au-devant du cou ;

4° On pourra tenter une injection hypodermique de chlorhydrate de pilocarpine (1 à 2 centigr. par année d'âge (SUAREZ DE MENDOZA).

5° Enfin, on évitera *très soigneusement* l'administration de l'iodure de potassium, même à faible dose (GRŒNOW, *Rev. gén. de Clin. et Thérap.*, 1890, p. 351).

6° Si l'enfant n'est pas trop déprimé, on administrera des purgatifs drastiques ou les diurétiques.

7° Pulvérisations dans la gorge avec la solution suivante :

Alun..............	10 gr.
Eau chaude.......	1 000 gr.

Goître simple. — *Chez une jeune fille de 14 ans.*

1° Les mensurations verticales et transversales du cou seront prises comme dans le myxœdème (voy. *Myxœdème*) et l'analyse des urines (albumine et sucre) précédera le début de la médication.

2° Chaque jour, la malade prendra deux tablettes de thyroïdine.

3° Tous les quinze jours (délais dans lesquels se produisent rapidement les modifications apportées au goître), les mensurations du corps thyroïde seront renouvelées.

4° Ces modifications se produiraient en quelques semaines (de 2 à 6 semaines), d'après Bruns, dans les proportions suivantes : Sur 60 cas, 14 guérisons, 20 améliorations considérables, 9 améliorations, 17 insuccès.

5° A défaut de tablettes ou de pastilles de corps thyroïde, on fera ingérer (P. MARIE et L. GUESLAIN) un demi-lobe de corps thyroide de mouton. En raison des accidents observés par P. MARIE, on pourra même commencer par l'administration d'un gramme par jour, et si la médication est tolérée, on augmentera cette dose tous les deux jours, sans dépasser la dose de deux tiers de lobe, qui seront seulement ingérés, *après accoutumance, de cinq en cinq jours.*

Hématemèse. — *Chez un enfant de 17 mois*
Par corps étranger (épingle).
Trois hématemèses abondantes (Dr Dauchez).

1° Soumettre l'enfant à l'usage exclusif du lait, des panades, des laits de poule, de la mie de pain, c'est-à-dire de substances enrobantes pour protéger la muqueuse contre l'action offensante du corps étranger.

Ces substances seront données toutes les heures, mais peu à la fois et mélangées de glace pilée, pour éviter les vomissements et réduire l'hématemèse.

2° Contre l'hématemèse on prescrira la potion suivante :

Laudanum de Sydenham deux à quatre gouttes
Perchlorure de fer liquide à 30° vingt gouttes
Sirop d'éther........................ 20 gr.
Eau distillée........................ 60 gr.

par cuillerées à café.

3° Si l'enfant s'affaiblit, on aura recours au grog froid, aux bains sinapisés de demi-corps, aux injections d'éther et caféine associées, aux lavements de café chaud, aux frictions sur le thorax et les tempes avec de l'alcool camphré.

4° Enfin les injections retro-trochantériennes ou épigastriques de sérum artificiel de Hayem

(7 p. 1 000 d'eau distillée stérilisée) seront pratiquées 3 à 4 fois par jour à dose de cent grammes chaque fois.

Hématemèse *chez un enfant d'un an.*
(Par ingestion de plaques phosphorées).

On ajoutera au traitement précédent l'administration du sirop de térébenthine dans un looch.

Pronostic excessivement grave dans les deux cas.

Hémoptysie chez un enfant.
(CADET DE GASSICOURT.)

1° L'enfant sera maintenu au repos absolu dans la situation assise. Défense de parler ou de tousser. Ventouses sèches, ou sinapismes sur la poitrine.

Applications froides aux mains.

Lait glacé ou alimentation froide.

2° Chez l'enfant de huit à dix ans, on prescrira la potion suivante de demi-heure en demi-heure :

Alun en poudre	0,05 cent.
Eau de Rabel................	XV gouttes.
Extrait de ratanhia.........	2 gr.
Sirop de roses............	āā 20 gr.
Sirop de cachou	
Infusion de roses rouges....	160 gr.

3° Ou encore la potion suivante, si l'hémorrhagie est abondante :

Ergotine....................	1 gr.
Sirop de ratanhia...........	30 gr.
Eau distillée................	100 gr.

par cuill. à bouche toutes les demi-heures.

4° Si l'enfant a moins de 5 ans (cas rare) on diminuera des deux tiers les doses indiquées ci-dessus ou on prescrira la potion suivante :

Perchlorure de fer	0,40 cent. à 1 gr.
Sirop de canelle.........	30 gr.
Eau distillée............	100 gr.

5° En cas d'hémoptysie grave, on administrera toutes les cinq minutes, jusqu'à effet, le vomitif suivant :

Sirop d'ipécacuanha........	30 gr.
Poudre d'ipécacuanha......	0,30 cent.

Hystérie (prophylaxie de l') chez une jeune fille pubère. (Prof. FONSSAGRIVE.)

1° Isoler l'enfant de ses sœurs, si la mère ou les sœurs présentent des accidents nerveux, l'hérédité maternelle présentant de plus graves dangers de contagion imitative.

2° Veiller à l'accomplissement des soins minutieux de toilette, et à l'hygiène des organes génitaux, notamment aux bains de siège, etc.

3° S'attacher à développer le sentiment de la volonté, à combattre la réflectivité cérébrale, la bizarrerie et la mobilité.

4° Combattre l'aménorrhée par tous les moyens classiques (hydrothérapie, frictions sèches, gymnastique méthodique.)

A l'intérieur on conseillera la teinture d'iode (VI à XX gouttes en 3 ou 4 fois dans du vin sucré. (DAUCHEZ.)

5° On s'opposera à l'amaigrissement, celui-ci entraînant l'apparition du nervosisme. D'où nécessité d'un régime analeptique, et de l'huile de foie de morue en hiver.

6° Favoriser les jeux, les exercices en plein air (6 à 8 heures par jour, le foot-bal, lawn-tennis).

7° Éviter les amies mondaines, les spectacles et le bruit.

8° Traitement bromuré en cas de nécessité.

Hystérie confirmée. (Dr NOGUÉ.)

1° Isoler l'enfant.

2° Pendant l'accès, aspersion d'eau fraîche, compression ovarienne.— Inhalations d'éther, ou de chloroforme.

3° Si l'asphyxie menace de se produire on versera sur un mouchoir pour inhalation, de *quatre à dix gouttes* de nitrite d'anyle. (BOURNEVILLE.)

4° Après l'accès, faire prendre la potion suivante :

Éther sulfurique	1 gr.
Eau de fleurs d'oranger	20 gr.
Sirop simple	30 gr.
Eau	1000 gr.

une cuillerée toutes les 10 minutes.

5° Les jours suivants, la jeune malade prendra de deux à quatre des pilules suivantes :

Camphre pulvérisé	1 gr.
Musc	2 gr.
Assa fœtida	3 gr.
Extrat de gentiane	q. s.

F. s. a. 30 pilules.

6° Chaque matin une douche froide à jet brisé de 10 à 25 secondes sera donnée sur toute la surface du corps, sauf la zone génitale et le devant de la poitrine.

Impetigo du cuir chevelu et de la face.

Enfant de 3 à 6 ans. (Dr Feulard.)

1° Tous les soirs, la tête de l'enfant sera recouverte de compresses imbibées de la solution suivante :

Eau bouillie	500 gr.
Résorcine	5 gr.

ou de cataplasmes de fécule d'amidon en

gelée épaisse et humide, le tout recouvert de taffetas gommé chiffon.

2° Le lendemain, après lavage et essuyage, pratiquer une onction avec la pommade suivante :

Vaseline................	30 gr.
Oxyde de zinc...........	4 gr.
Acide borique...........	2 gr.
Acétate de plomb........	1 gr.

3° Si l'impetigo *domine à la face*, on pratiquera de larges lotions à l'eau boriquée (tampons de coton hydrophile).

4° La nuit on appliquera des rondelles d'emplâtre rouge sur les surfaces détergées.

5° Et le jour avec la pommade sus-indiquée.

6° Enfin dans les cas tenaces, on lotionnera avec la liqueur de Van Swieten à $\frac{4}{1000}$ ou même à $\frac{8}{1000}$ puis on touchera *légèrement* au crayon mitigé de nitrate d'argent.

7° Les surfaces malades seront isolées le plus possible, par un pansement occlusif pour prévenir des auto-inoculations d'impetigo ou de furoncle.

Incontinence nocturne d'urine.

Enfant de six ans (Dr L. MONNIER et DAUCHEZ.)

Commémoratifs. — 1° Rechercher si l'incontinence est idiopathique, c'est-à-dire si l'enfant est : 1° dégénéré, arriéré, idiot ; 2° s'il est hystérique ou neurasthénique; 3° s'il est profondément débilité ou anémique (L. MONNIER).

II° Dans une seconde classe, on rangera les incontinences d'urine dues à une *cause médicale* (*oxyures* chez les garçons ou les filles) les oxyures pénétrant facilement dans le vagin chez ces dernières;

Ou à une cause *chirurgicale* (*phymosis, cystites, uréthrites, calculs vésicaux, corps étrangers, tumeurs de la vessie,* hypertrophie des amygdales. (*Revue mal-enfance* 1892, p. 150).

Chez l'enfant arriéré ou idiot, il y a peu de chance de guérison, en dehors du dressage, de l'hydrothérapie, de l'éducation, etc.

On pourra néanmoins utiliser le traitement médical indiqué ci-dessous, auquel on peut ajouter l'emploi des Dragées Beaufumé à la cytisine qui ont donné de remarquables succès (Dr L. MONNIER).

Dans certains cas rebelles, après avoir essayé des moyens médicaux, on recourra à l'électrisation du col de la vessie, à l'aide de courants faibles faradiques (GUYON-PICARD) ou galvaniques (STEAVENSON). Dans ces cas, on introduira dans le canal jusque dans la région prostatique ou un peu avant, la sonde à bout olivaire métallique, l'autre électrode placé sur le ventre (région suspubienne). Séances de 5 minutes. Cinq milliampères (appareil Chardin) (ARNOULD). En 12 à 15 séances, la plupart des enfants guérissent.

TRAITEMENT MÉDICAL: *Prophylaxie et hygiène.*

Certains enfants dormant trop profondément (LABRIC) seront réveillés toutes les heures pour uriner.

Le soir on réduira au minimum la quantité des boissons et des potages ingérés. On exercera l'enfant à uriner pendant le jour à heure fixe, toutes les 2 heures environ.

La nuit on élèvera les pieds de devant du

lit, pour éviter le contact de l'urine sur le col de la vessie (VAN TRENNHOVEN).

Thérapeutique : 1° Chaque soir, en se couchant, l'enfant prendra un grand lavement de lavage, dans lequel, s'il existe des oxyures (voy. ce mot) on introduira dix à vingt gouttes de perchlorure de fer, ou trois gousses d'ail en décoction dans du lait) — ou 1 gr. de naphtaline pour 40 grammes d'huile (à garder) — ou 2 grammes d'assa fœtida pour 120 gr. d'eau émulsionnés avec un jaune d'œuf. Dans le cas d'oxyures, on purgera le malade tous les deux jours.

2° On pourra, après le lavement, introduire le suppositoire suivant (BARTHEZ) :

Onguent napolitain........	0,05 centigr.
Beurre de cacao............	q. suff.

3° Si l'enfant n'est pas porteur d'oxyures, on lui prescrira dans la journée de deux à trois des pilules suivantes (LEGENDRE) :

Extrait de noix vomique....	āā 0,01 centigr.
Extrait de belladone.........	
Extrait d'ergot de seigle.......	0,05 centigr.
Tartrate ferrico-potassique....	0,03 centigr.

Et le soir, si la tolérance existe, c'est-à-dire si la pupille n'est pas dilatée, on prescrira *au-dessus de trois ans*, un des suppositoires suivants :

Extrait de belladone.....	0,01 centigr.
Beurre de cacao.........	q. s.

pour un suppositoire, f. s. a. supp. n° 4.

4° Si ces moyens échouent, on fera garder le soir un lavement laudanisé (quatre à six gouttes) ou chloralé (0,30 à 0,50 cent.) avec teinture de valériane (XII gouttes).

5° Enfin dans le cas de prédominance des accidents névropathiques (hystérie, chorée), on aura promptement recours à la douche froide, à la palette ou tiède (choréïques) avec bain de siège froid ou tiède et ablutions génitales le soir entre le lavement et le suppositoire.

6° Lorsque l'incontinence est symptômatique, on traitera le phymosis, l'uréthrite, etc. d'après les procédés classiques.

Laryngite striduleuse (*faux croup*).

(Dr Paul LEGENDRE.)

On vérifiera si l'enfant n'est pas porteur de végétations adénoïdes du pharynx.

1° Applications réitérées au-devant du cou d'une éponge imbibée d'eau très chaude. Au besoin, un vomitif aidera à mettre fin au laryngospasme par la détente nerveuse qui suit le spasme.

2° Pédiluves vinaigrés ou salés. Bottes d'ouate, si l'enfant est très jeune.

3° Si l'enfant est très anxieux, on prescrira utilement la potion suivante :

Benzoate de soude............	1 à 4 gr.
Sirop diacode.................	5 à 30 gr.
Eau de laurier cerise.........	2 à 4 gr.
Alcoolature de racine d'aconit.	une à dix gout.
Julep gommeux...............	60 à 120 gr.

4° En cas d'asphyxie imminente, on pourrait pratiquer le tubage, ou *plus simplement* dilater la glotte avec une pince courbe agissant comme dilatateur.

5° Maintenir l'enfant dans une chambre chauffée à 16° dont l'atmosphère soit saturée de vapeur d'eau de goudron (V. *Croup*, paragraphe III).

Lupus *chez un enfant de six ans*, porteur de cicatrices d'adénite suppurée.
Sans antécédents tuberculeux. — Ce lupus existe depuis trois ans,
et atteint la grandeur d'une pièce de 2 francs.
(Dr FEULARD.)

TRAITEMENT PRÉPARATOIRE :

1° Tous les soirs appliquer sur le tubercule lupique la pommade suivante :

Pommade :
- Vaseline blanche..... 20 gr.
- Acide borique....... } āā 1 gr. 50
- Acide salycilique.... }

2° Le lendemain, lotions abondantes avec l'émulsion de savon salycilé de Vigier.

3° On recouvrira ensuite le lupus avec un carré d'emplâtre rouge qui sera renouvelé toutes les vingt-quatre heures.

4° Aux heures des repas l'enfant prendra une cuillerée de :

Sirop iodo-tannique........ 200 gr.

Traitement curatif :

5° Un peu plus tard on pratiquera des scarifications *assez profondes*. (Le scarificateur produit de meilleures cicatrices que le thermocautère.)

6° Une série de fines pointes de feu complètera la destruction des nodules lupiques.

Méningite,

au huitième jour chez une fillette de 11 ans.

Sans antécédents tuberculeux,

micro-polyadénie.

(Dr Legendre et Dauchez.)

1° Maintenir *en permanence* sur la tête de l'enfant un sac de glace, en interposant entre celui-ci et le cuir chevelu une large plaque de flanelle légèrement mouillée.

2° Pratiquer chaque soir sous les aisselles une friction avec un cartouche d'onguent mercuriel de deux grammes. Le lendemain matin, laver et savonner les aisselles et renouveler la même friction aux deux plis de l'aine.

3° Matin et soir, vider l'intestin à l'aide d'un lavement de 500 gr. d'eau bouillie et faire garder ensuite le lavement suivant :

Lait bouilli	100 gr.
Jaune d'œuf	401
Poudre de peptone.....	une cuill. à café.
Iodure de potassium...	1 gr.

4° Frictions alcooliques sur le tronc, le dos et les membres.

5° En cas de dépression profonde, combattre celle-ci par des injections hypodermiques de caféine, d'huile camphrée stérilisée au 1/10 ou de sérum artificiel.

Méningite cérébrospinale épidémique

(*Enfants de 2 à 7 ans*)

avec céphalalgie, délire, opistothonos, herpès généralisé. (PICOT et D'ESPINE.)

1° Au début deux à trois sangsues seront appliquées au pourtour de l'orifice anal préalablement obturé par une mèche de gaze.

2° On diluera dans plusieurs tasses à café de bouillon aux herbes de *un à dix centigrammes* d'émétique en lavage suivant l'âge (environ un à deux centigr. par année d'âge).

3° Des ventouses ou des ablutions d'eau chaude phéniquée (1/50) révulsives à l'aide de l'éponge seront appliquées le long de la colonne vertébrale.

4° Si le délire s'exagère (BARTHEZ) on donnera par jour une à deux gouttes noires.... (chaque goutte équivalant à un centigramme d'opium) en six fois, pendant plusieurs jours consécutifs.

5° L'enfant sera étendu sur un matelas à terre pour éviter les chutes.

N.-B. — A ce traitement on pourrait ajouter

les bains tièdes, et quelques badigeonnages de gaiacol au 5e ou au 10e selon l'âge le long de la colonne vertébrale.

Myxœdème. *Enfant de treize ans.*
Arrêt de la croissance et du développement physique.
Médication thyroïdienne.

1° Le poids et la taille de l'enfant seront minutieusement notés.

2° L'analyse complète des urines sera pratiquée, et si celle-ci reste négative au sujet du sucre et de l'albumine, la médication thyroïdienne sera commencée :

a) Par l'administration *d'une* pastille de thyroïdine à 0,20 centigr. (de FLOURENS) ou de Charlard Vigier, en 24 heures.

b) Si celle-ci provoque des signes d'intoxication (tachycardie, fièvre, insomnie, etc.), on réduira la dose d'une pastille à une demi-pastille en 24 heures (0,10 centigr.).

c) Vers le troisième mois du traitement thyroïdien, lorsque la malade aura subi une diminution de poids d'environ 2 kilogr., et que les formes extérieures auront repris la plupart des caractères normaux (réduction de l'abdomen, diminution de volume do cou, etc., diurèse et diaphorèse normale, élévation thermique normale 37°,2) la médication sera suspendue.

d) L'éducation intellectuelle sera recommencée dès ces délais passés, et l'enfant sera peu à peu entraîné à la marche (de 2 à 6 kil. à pied par jour).

e) L'hydrothérapie sera conseillée pendant l'été.

Néphrite chronique. *Enfant de 10 ans.*

(P. LEGENDRE.)

1° *a*) Le régime lacté devra être suspendu, en tant qu'alimentation exclusive, et le régime mixte sera prescrit. Dans ce régime sont compris les potages au lait avec pâtes cuites (vermicelle, tapioca, semoule), les farines de froment, d'orge, d'avoine, le pain, le riz, le beurre, certains légumes parmi lesquels les pommes de terre en purée, au lait ou cuites à l'eau, les haricots verts, petits pois, laitues, chicorée cuite, purée de haricots, lentilles, les fruits crus et cuits, les crèmes, les plats sucrés.

b) On pourra donner de bonne heure le jaune d'œuf cuit puis l'œuf en entier, mais cuit, à condition qu'il sort bien digéré.

c). Peu à peu on autorisera les viandes blanches bouillies et rôtics *bien cuites.* Les poissons à chair blanche et fine seront permis, à condition d'être cuits et bouillis.

d) Il sera préférable de proscrire le bouillon, les bières fortes, les extraits de viande, les viandes en excès, les aliments fermentés, le gibier faisandé, les aubergines, asperges, l'oseille, la rhubarbe comestible des Anglais.

e) Les boissons seront composées de lait coupé, d'eau alcaline, d'eau additionnée de vins blancs légers, ou de bières faibles ou de thé léger.

2° Le malade sera mis à l'abri des écarts de température, de refroidissement (par le port d'une chemise de flanelle, de vêtements de laine, par des frictions sèches, etc.)

En hiver, on pourra conseiller le séjour à Cannes, Nice, Menton, Saint-Raphaël (DAUCHEZ) ou Hyères, où la température d'hiver se rapproche du printemps.

3° En été la cure d'altitude modérée (1000 à 1200 mètres) et mieux encore la cure thermale à Saint-Nectaire (DAUCHEZ) sera recommandée.

4° Si la néphrite chronique est parenchymateuse, le tannin peut être utile. On proscrira sévèrement la teinture de Cantharides. (P. LEGENDRE et DAUCHEZ.)

5° Dans la néphrite de cause artérielle on fera trois mois de suite une cure iodée de 15 à 20 jours suivant la formule :

Iodure de sodium.......	ãa 1 à 5 gr.
Phosphate de soude.....	
Chlorure de sodium	
Eau....................	150 gr.

Une à trois cuillerées à soupe par jour suivant l'âge.

Néphrite chronique avec hydropisie.
Défaillance du cœur, dilatation cardiaque
(*enfant de 10 ans*)

1° Les moyens généraux (sudation, douche de vapeur au lit, stimulants diffusibles et diurétiques) seront employés comme dans la néphrite et l'albuminurie (*Voy. ce mot*).

2° Lorsque ceux-ci auront épuisé leur action, on reprendra l'usage des toniques du cœur :

a) La digitale, à haute dose (infus. de 0,20 à 0,40 pendant trois jours de suite) ;

b) La caféine 0,05 à 0,50 (par 24 h.) ;

c) La teinture de strophantus hispidus au cinquième II à V gouttes (LEGENDRE) (par 24 h.) ;

d) Le sulfate de sparteïne 0,02 à 0,10 par 24 h. (LEGENDRE) ;

e) L'extrait de convallaria, 0,25 à 2 gr. par 24 h.

3° Une fois par semaine, l'enfant sera soumis à l'usage de l'un des drastiques suivants, qui pourront être utilisés tour à tour, jalap ou scammonée (hydragogues), sulfate de soude et de magnésie, sulfovinate de soude.

4° Les bains d'air chaud, les bains à 40° prolongés et suivis de l'enveloppement dans une couverture de laine.

5° La pilocarpine, deux à cinq milligrammes (CADET DE GASSICOURT) en injections hypodermiques provoque une hypercrinie bronchique excessive, on devra donc s'en méfier.

6° Contre les grands œdèmes, les mouchetures, l'acupuncture antiseptiques, les incisions sur la face externe des cuisses ou des jambes (RENDU) seront utilisées.

Neurasthénie et Surmenage.

(Troubles gastriques et palpitations).

(Drs BURLUREAUX et DAUCHEZ.)

Le traitement suivant sera observé pendant 3 semaines au moins. Après quoi un voyage sera conseillé dans des pays de plaines ou sur un plateau bien aéré (BURLUREAUX).

1° Chaque matin on pratiquera de une à deux injections hypodermiques de la solution suivante dans la région rétro-trochantérienne[1] :

Solution	Phosphate de soude....	1 gr.
	Eau distillée............	10 gr.

2° Aussitôt après l'enfant sera soumis, dans le tobb, à de larges ablutions avec l'infusion chaude de tilleul, suivie d'une sieste d'une heure. (Café au lait 250 gr.)

1. A défaut de cette solution, on pourra très utilement prescrire le vin glycophosphaté (DEBRUÈRES) :

Vin de Banyuls............	q. s. pour un litre
Glycérine neutre	200 gr.
Phosphate de potasse......	āā 15 gr.
Phosphate de soude.......	

3° Promenade à pied d'une heure, au parc ou dans un jardin public, sans aucune contention d'esprit.

4° Le second déjeuner se composera d'un œuf, de purée de légumes ou de viande, de lait en boisson, d'un fruit.

Aussitôt après, sieste d'une heure, pendant laquelle on maintiendra une boule d'eau chaude (en caoutchouc double épaisseur) sur le creux épigastrique.

5° Promenade d'une heure à pied en plein air.

Le soir souper à sept heures : soupe épaisse, poisson bouilli, un plat de viande. Sieste. Coucher à neuf heures du soir, après lecture facile. Lever à huit heures.

Obésité sans impotence physique.
Légère paresse intellectuelle *chez un enfant de 12 ans.* (Comby et Dauchez.)

1° Interdire les féculents, le sucre, le lait, les mets sucrés, les gâteaux.

2° Réduire la quantité de pain à 100 grammes au plus par jour, sous forme de pain grillé, (de biscotte de Dreux, de pain de légumine, etc.).

3° Les repas seront au nombre de trois par jour : le premier à sept ou huit heures du matin, très léger (tartine de pain grillé avec beurre, café sans sucre) ; le deuxième à midi, avec : viandes rôties, braisées ou bouillies, légumes verts, salades, fromage ; le troisième à sept heures du soir avec une tartine de pain grillé, un morceau de pain grillé, un morceau de viande froide.

4° Ne pas dépasser 500 gr. de liquide (eau et vin blanc) ou thé léger par jour, c'est-à-dire réduire la ration alimentaire et celle des liquides ingérés (se servir d'un verre à Bordeaux à table).

5° Exercice modéré, sans fatigue — avant dix heures et après quatre heures.

6° L'Hydrothérapie, (douches froides), le massage et les frictions sèches seront conseillées.

7° Saison à Brides-les-Bains pendant la belle saison.

8° Si l'enfant est constipé, ou s'il est gros mangeur, on pourra utilement le purger une fois par semaine (eau-de-vie allemande 5 à 10 gr., ou scammonée 0,40 centigr.). (DAUCHEZ.)

Occlusion intestinale par invagination intestinale.

(Du 1er au 2e jour de l'invagination). (Dr BROCA.)

1° Pratiquer l'entéroclyse, c'est-à-dire des *injections d'eau* à l'aide d'une longue sonde en communication avec un réservoir qu'on élève progressivement pour élever la pression (2 à 4 l.).

L'eau sera froide et chaude alternativement (MONTI). Et l'entéroclyse aura lieu pendant le sommeil chloroformique si l'enfant n'est pas trop déprimé.

En même temps on pratiquera :

a) Plusieurs injections d'éther.

b) Une ou plusieurs inject. d'huile camphrée.

2° Massage méthodique et très doux (si l'invagination ne dépasse pas 48 heures) du boudin invaginé de peur de rompre l'intestin aminci et ulcéré.

3° *Après deux* ou trois *tentatives* infructueuses, en 24 heures on *aura immédiatement recours à la laparotomie* (30 p. 100 de guérison). (BROCA.)

4° Les vomissements du début seront combattus par la glace, l'opium à haute dose, le champagne frappé, etc.

Occlusion intestinale par péritonite tuberculeuse.

A) *Agglutination intestinale.* — B) *Bride ou coudure.* C) *Paralysie intestinale.* (Dr BROCA.)

1° Si le diagnostic est possible, on traitera l'occlusion intestinale par les moyens appropriés, soit par les lavements électriques en cas de paralysie intestinale — soit par le lavage de l'estomac, ou de l'intestin en cas de coudure intestinale. — Les purgatifs seront absolument proscrits.

2° La laparotomie dans les 24 ou 48 heures qui suivent le début est rigoureusement nécessaire dans la plupart des cas, soit pour élucider le diagnostic, soit pour sectionner les brides intestinales.

3° Cette intervention d'urgence est indiquée chaque fois que l'état des lésions tuberculeuses du poumon ou du rein permettra d'espérer la survie.

Onanisme. *Enfant de 10 à 12 ans.* — **Eczéma génital.** (Dr DESCROIZILLES.)

1° L'enfant sera surveillé, et soumis à un règlement de travail très sévère. Le jour il sera soumis aux exercices manuels (jardinage, escrime, gymnastique, sport) aux heures de récréation.

En été la promenade à pied, les voyages et le travail intellectuels seront poussés jusqu'à la lassitude pour provoquer le sommeil immédiat.

2° Le matin l'enfant se lèvera aussitôt réveillé.

3° Le café, le vin pur, les spectacles seront interdits.

4° Par contre, l'usage du bromure de potassium (1 à 2 gr.) ou du bromure de camphre sera prescrit le soir — en lavement — ou en dragées (2 à 4 par jour).

5° Des bains de siège froids répétés plusieurs fois par jour avec de l'eau froide bromurée (10 gr. par litre) ou additionnée d'hyposulfite de soude (10 gr. par litre) seront répétés une fois par jour — ou deux fois.

La nuit, le scrotum sera enduit de la pommade suivante :

Axonge	30 gr.
Eau de laur. cerise....	} āā 2 gr. (us. ext.)
Acétate de plomb.....	

6° Si la démangeaison est trop vive, on badigeonnera avec le collutoire suivant : (DAUCHEZ.)

Glycérine neutre........	5 gr.
Chlorhydrate de cocaïne.	0 gr. 25 centigr.

après des lotions chaudes avec la décoction de feuilles de tabac.

7° On recherchera soigneusement s'il existe des oxyures pouvant entretenir le prurit.

8° Et si l'enfant est atteint de phymosis on aura recours aux bains locaux et *en cas de nécessité* à la circoncision.

9° Dans tous les cas, chaque soir, après la toilette de l'enfant, on fixera solidement un épais bandage en toile, recouvert d'un caleçon s'ouvrant en arrière, ou d'une chemise à coulisse.

10° Des liens passant sous les draps, fixeront les bras de l'enfant hors du lit la nuit, comme dans la camisole de force (manches fermées) fixées au pied du lit.

11° On essayera de faire comprendre à l'enfant les dangers de ces funestes habitudes.

Ophthalmie purulente des nouveau-nés
(trait. prophyl. et curatif.)

1° Aux approches de l'accouchement, la mère prendra un grand bain, suivi d'injections au sublimé à 1 p. 4000.

2° Aussitôt après la naissance, on versera dans chaque œil de l'enfant trois gouttes de collyre au nitrate d'argent au cent cinquantième.

3° Les jours suivants l'œil sera lavé plusieurs fois par jour avec la solution suivante :

Eau distillée	1000 gr.
Alcool	1 gr.
Naphtol β	0,40 à 0,50 centigr.

4° Compresses d'eau boriquée chaude en permanence sur les deux yeux.

5° S'il survient de la conjonctivité secondaire, on aura recours aux instillations de nitrate d'argent à 1 pour 150 ou pour 100. En cas de danger très pressant on touchera même la muqueuse au crayon mitigé de nitrate d'argent. Après quoi grande irrigation d'eau salée chaude.

6° L'isolement des cas d'ophthalmie purulente devra être aussi rigoureuse que possible

Dans certains cas rebelles, on pourra également utiliser la solution au permanganate de potasse à 1 pour 4000 ou 5000 parties d'eau (soit 0,20 ou 0,25 centigr. par litre) injectés dans chaque œil à l'aide du laveur du Dr Kalt (chez Galante).

On n'oubliera pas que la dissolution du permanganate de potasse est très longue à faire, et qu'elle doit être filtrée et refiltrée 2 à 3 fois sur plusieurs doubles de linges ou de papier buvard, dans de l'eau distillée tiède pour empêcher les brûlures de la muqueuse par contact prolongé des paillettes de permanganate.

Otite externe aiguë chez un enfant herpétique atteint d'eczéma impétigineux.

1° Deux à trois fois par jour, on versera dans l'oreille au moyen d'une cuillère préalablement immergée dans de l'eau à 40°, le mélange suivant laissé à demeure pendant 15 à 20 minutes.

Eau boriquée saturée.......	60 gr.
Teinture thébaique.........	4 gr.
Chloroforme anesthésique..	X gouttes.
Chlorhydrate de cocaïne....	0,30 centigr.

(Agiter).

2° On pourra en outre très utilement pulvériser de l'eau phéniquée chaude, à l'aide d'un pulvérisateur à vapeur (RATTEL), ou irriguer largement et doucement avec l'irrigateur ou le laveur.

3° Après la cessation des douleurs, on badigeonnera le conduit auditif externe avec la pommade suivante :

Précipité jaune.....	0,20 à 0,30 centigr.
Vaseline pure......	15 gr.

et plus tard on remplira celui-ci de poudre d'acide borique finement pulvérisé au moment de coucher l'enfant. — Lavage ou irrigation tiède le matin.

Otite moyenne aiguë consécutive à une angine scarlatineuse. (Dr BLACHE.)

1° Pendant la durée de l'angine scarlatineuse, on pratiquera méthodiquement (HUTINEL) des irrigations du nez à l'aide du laveur, ou du bock chargé d'eau salée tiède, ou d'une solution de borate de soude (1 p. 150).

2° Des compresses chaudes maintenues à l'aide d'une mentonnière, seront fixées d'une oreille à l'autre pendant toute la période douloureuse.

3° Si malgré l'application des bains d'oreilles et des compresses chaudes, la douleur devient exaspérante, la fièvre s'allume, on devra dans les trente-six heures qui suivent l'apparition de la fièvre pratiquer dans le quadrilatère postérieur du tympan, la paracentèse de cette membrane à l'aide d'une aiguille ad hoc, d'une aiguille à cataracte, à vaccination ou d'un fin ténotome, en s'éclairant du miroir frontal.

4° Après ouverture de l'abcès, de nouveaux et fréquents lavages de l'oreille seront repris.

5° Enfin on touchera les parties profondes de l'oreille avec un coton imbibé du collyre suivant : (MENIÈRE.)

Glycérine................	10 gr.
Phénosalyl..............	1 à 10 gr.

Oxyures vermiculaires. *Enfant de 6 ans.* (RILLET et BARTHEZ.)

1° Lavement d'absinthe suivant la formule :

Feuilles d'absinthe	8 à 16 gr.
Faites infuser dans eau..	220 gr.

2° Dans certains cas rebelles, on se trouvera bien d'un lavement d'ail ou d'assa fœtida.

Lavement :

Bulbe d'ail frais	8 gr.
Faites infuser dans l'eau bouillante..	125 gr.
Ajoutez jaune d'œuf n° 1.	
Ajoutez assa fœtida	1 gr.

Ce lavement devra être donné après une garde-robe pour être conservé le plus longtemps possible.

3° Enfin, en cas d'échec on pratiquera le soir au pourtour de l'anus des onctions avec de petites doses d'onguent mercuriel.

Oxyures vermiculaires.

Récidives. *Enfant de 15 ans.* (PICOT et D'ESPINE.)

1° A l'intérieur le malade sera soumis aux parasiticides déjà indiqués à l'article (ASCARIDES). Notoirement aux préparations de calomel et santonine.

2° Lorsque ceux-ci auront été employés 2 à 3 jours, on cessera 3 ou 4 jours leur emploi de crainte d'entérite aiguë, et on leur préfèrera (COBOLD) l'usage des purgatifs salins répétés pendant 8 à 15 jours à 2 jours d'intervalle.

3° Entre temps, le malade prendra pour les garder de petits lavements d'huile simple ou d'huile camphrée, le soir de préférence; les oxyures ne pouvant vivre dans ce milieu. (FERRAND.)

4° Enfin chez quelques enfants on devra recourir après la série des purgatifs salins, des lavements, ou des bains de siège hygiéniques, à de grands lavements au sulfate de fer (1 p. 100).

Lavement :		
	Eau commune..	250 gr.
	Glycérine.......	50 gr.
	Sulfate de fer...	3 gr.
	Acide phénique.	0,25 centigr.

5° On pourra même recourir à l'entéroclyse à l'aide d'une grosse sonde œsophagienne (DAUCHEZ) introduite à 25 centim. ou au-delà dans le rectum. (Trois ou quatre jours de suite.) Voy. Entérites.

Paralysie faciale périphérique (a frigore).

Enfant de 10 ans.

1° Appliquer en arrière et au-dessous du pavillon de l'oreille, à l'émergence du nerf facial, un vésicatoire volant camphré. — Chez l'enfant plus jeune se contenter (COMBY) de massages sur la même région avec le liniment suivant :

Huile de camomille........	30 gr.
Alcool camphré............	10 gr.
Térébenthine..............	5 gr.

2° Simultanément bains de pieds chauds répétés tous les soirs pendant plusieurs jours de suite.

3° Des séances d'électrisation à courants induits faibles, de 15 minutes environ, seront effectuées pendant trois, quatre ou cinq semaines de suite, c'est-à-dire que de la troisième à la cinquième semaine les séances n'auront lieu que tous les 2 ou 3 jours, à partir du moment où les mouvements reparaîtront du côté paralysé.

4° S'il existe quelque soupçon de syphylis, les frictions mercurielles (2 à 4 gr. par jour) seront prescrites.

On donnera en outre une cuillerée par jour du sirop suivant :

Sirop d'iodure de fer.....	50 gr.
Iodure de potassium.....	5 gr.
Teinture de noix vomique.	XXX gouttes.
Eau distillée............	100 gr.

Paralysie spiniale infantile au début
(dans la convalescence d'une maladie infectieuse). *Enfant d'un an.* (R. BLACHE.)

1° Interroger la contractilité faradique ou galvanique de tous les muscles paralysés, exploration nécessaire pour le pronostic (DUCHENNE), les groupes musculaires ne répondant pas à l'excitation étant très compromis.

2° Pendant la période aiguë, appliquer des ventouses sèches ou scarifiées très rapprochées le long de la colonne vertébrale (J. SIMON) des pointes de feu (DAUCHEZ), ou mieux de longues bandes de vésicatoire volant le long de la colonne vertébrale (COMBY), ou enfin des frictions énergiques au liniment ammoniacal térébenthiné camphré du Codex. (DAUCHEZ.)

3° Les jours suivants, on emploiera si possible les applications de cataplasmes chauds sinapisés, les ablutions très chaudes, ou le liniment de Rosen en frictions sur le rachis. (BLACHE.)

4° En même temps, on purgera l'enfant systématiquement avec :

Calomel à la vapeur......	0,05 centigr.
Poudre de scammonée....	0,10 à 0,20 centigr.

Et on pratiquera tous les soirs une injection d'ergotine de *un à trois centigrammes* dans les membres inférieurs. (ALTHAUS.)

5° En cas d'accidents convulsifs, on aura recours à l'usage du chloral, des bromures, et surtout du bromure de camphre.

Paralysie infantile confirmée. (Dr R. BLACHE.)

1° Dès que la lésion musculaire sera établie, on emploiera les courants continus descendants sur la moelle, en fixant une plaque électrode positive sur la moelle, et la plaque électrode négative sur les membres. — Séances de 10 à 20 minutes. Courants d'intensité faibles.

Si l'enfant est très sensible à ces courants, l'électrode négative pourra plonger dans une large cuvette d'eau tiède dans laquelle plongera le pied malade. (BOUDET, de Paris.) Traitement de *cinq à six mois*.

Dans l'intervalle des séances les muscles seront massés, effleurés, pétris et frictionnés avec du baume de Fioraventi, puis enveloppés d'ouate.

2° Deux ou trois fois par semaine, bain sulfureux ou bain de Pennès.

3° Chaque jour on donnera de *une à trois* cuillerées à café de la solution suivante :

Sirop de sulfate de strychnine...	10 à 20 gr.
Infusion de menthe..............	120 gr.
Sirop de réglisse.................	20 gr.

4° Peu à peu on faradisera les membres paralysés, puis l'enfant sera soumis à la gymnastique active et d'abord passive (gymn. suédoise).

5° La marche sans béquilles (BAGINSKI) sera favorisée par le port d'attelles ou de bottines appropriées et sera conseillée dès que l'enfant pourra se supporter.

Paralysies des nouveau-nés.

(Dr DESCROIZILLES.)

Division. — La paralysie *faciale* est la plus fréquente. La paralysie d'*un membre* est presque toujours d'origine périphérique (ROULLAND). — L'hémiphégie ou la paraplégie est habituellement la conséquence d'une altération du cerveau ou de la moelle, ou d'une lésion cérébrale (tuberculose, sclérose, etc.).

Les paralysies *faciales* congénitales succèdent, tantôt à l'application du forceps, tantôt à la compression du nerf facial sur l'angle sacro vertébral, sur le pubis, les ischions, sur une tumeur du bassin.

Les *paralysies d'un bras* sont liées à la compression du plexus brachial par le forceps, par la constriction de plusieurs tours de cordon, ou à une traction sur l'épaule ou le bras procidents. (DESCROIZILLES.)

On conseillera : 1° Des frictions stimulantes matin et soir sur le membre paralysé avec le :

Liniment de Rosen........ 150 gr,
Coupée d'un peu d'huile chaude (us. ext.).

2° De recourir à l'usage des douches chaudes et du massage tous les deux jours au moins, alternativement avec les frictions sus-indiquées.

3° D'envelopper d'ouate le membre atteint.

4° Vers le 8 ou 10° jour d'utiliser les courants faradiques faibles, avec de grandes précautions.

Paraplégie de la première enfance (Filatow, Legendre et Dauchez).

Séméiologie.— La paraplégie de la PREMIÈRE ENFANCE reconnaît pour cause : le rachitisme(?), — la *poliomyélite* spinale antérieure (début brusque, sa généralisation, sa régression à un membre, l'atrophie du membre rapide et complète avec perte de l'excitabilité électrique, — la *polioencéphalite de Strumpel* (début aigu, mais conservation de l'excitabilité des muscles, des reflexes tendineux, même exagérés, atrophie musculaire, — les *névrites multiples* (début lent, paralysie symétrique, périphérique, avec douleurs sur les trajets nerveux, — la *macro* ou *microcéphalie* (troubles de l'intelligence), — les *lésions cérébrales congénitales*, diplégie cérébrale infantile spasmodique ou maladie de Little), caractérisée par une paralysie spasmodique avec rigidité musculaire des membres (rares).

On conseillera : Au début, dans la polyomiélite, des applications de ventouses sèches le long de la colonne vertébrale, — des affusions très chaudes, suivies d'onctions avec l'onguent napolitain belladoné le long du rachis, — un peu plus tard, des pointes de feu nombreuses et superficielles. — S'il y a douleur, sac de glace (Legendre).

A l'intérieur, on prescrira le calomel à petites doses réitérées. On sondera l'enfant s'il n'urine pas deux ou trois fois par jour. On évitera les escharres par l'application de topiques doux (dyachilon), de coussins d'eau, etc. — L'antipyrine, le bromure, l'opium et le chloral apaiseront les douleurs (LEGENDRE).

Les *névrites multiples* bénéficieront du même traitement ; mais, en outre, on emploiera les enveloppements dans les cataplasmes de boues de Dax ou de Saint-Amand, — on pratiquera les massages, après avoir saupoudré le membre de talc. — Des badigeonnages seront effectués sur les membres avec :

Huile de foie de morue.	100 gr.
Acide phénique.........	1 à 2 gr.
Menthol.................	0,60 cent. à 1 gr.

Paraplégies de la deuxième enfance (FILATOW).

Séméiologie. — La paraplégie de la seconde enfance reconnaît por cause :

1° Surtout le *mal de Pott* (douleurs, rigidité de la colonne, saillie angulaire).

2° La *paraplégie hystérique* (astasie, abasie) paraît de 10 à 15 ans. — Sans amyotrophie, — avec conservation de l'excitabilité électrique, — absence de troubles sphinctériens et génitaux. — Autres accidents hystériques. Redouter la simulation. — Les astasiques abasiques ne peuvent ni marcher ni stationner debout, mais ils conservent la sensibilité et la force musculaire normale.

3° La *paralysie diphtérique* (Commémoratifs, début, voile du palais, parésies ambulantes).

4° La *paralysie spinale spasmodique*. Attitude absolument spéciale. Par suite de contracture des adducteurs et des muscles des mollets, l'enfant marche sur la pointe des pieds, les genoux rapprochés. — Absence d'atrophie musculaire. — Conservation de l'intelligence. — Exagération des reflexes tendineux.

5° L'*atrophie musculaire progressive* est myopathique ; paralysie consécutive à l'atrophie très lente des muscles, débutant par les muscles de l'épaule et du tronc.

Le traitement variera suivant la cause de la paralysie.

I. *Dans le mal de Pott* — on conseillera l'immobilité horizontale absolue — deux ans au moins — dans le lit, ou la gouttière de Bonnet, — puis le port d'un corset, — l'usage des béquilles, — les bains salés, — une bonne hygiène. — Localement, on pourra, en hiver, appliquer quelques pointes de feu ou des cautères volants le long des gouttières vertébrales. En été, l'enfant pourra être conduit au Croisic (bains d'eaux mères) ou à Salies de Béarn.

II. La paralyse hystérique réclame surtout l'usage prolongé avec intermittence de l'hydrotérapie tiède, puis froide, des lavements de valériane, etc., des électrisations légèrement pratiquées sur la région vertébrale et à la face postérieure des muscles jumeaux.

IV. La paralysie spinale spasmodique bénéficiera quelquefois d'un séjour aux eaux d'Ussat (Ariège), à Bourbonne-les-Bains, à Balaruc, ou enfin à Néris.

V. L'atrophie musculaire progressive sera retardée par le massage, les douches locales, l'usage de la teinture de noix vomique et du phosphure de zinc.

Pelade en aires, au début. Plaques de la nuque. Cheveux clairsemés. *Fillette de huit ans, contagionnée par son frère.* (Dr FEULARD.)

1° Relever les cheveux sains sur le sommet de la tête.

2° Couper les cheveux absolument ras dans la zone malade et au-delà et faire le soir une friction avec le savon à l'acide salycilique de Vigier.

3° Le lendemain, au réveil, frictions douces avec une brosse imbibée du liniment suivant :

Alcool	200 gr.
Liqueur de Van Swieten	āā. 50 gr.
Alcool de Fioraventi	

4° Plus tard épilation de la zone circonférentielle.

5° Faire porter un bonnet doublé d'une étoffe imperméable, facile à laver.

6° Si les placards deviennent douloureux sous l'influence de ce traitement révulsif, on le suspendra.

7° Après quelques jours de repos, on reprendra le traitement suivant : (savonnages au savon salycilé de Vigier) et applications, la nuit, de la pommade suivante :

Axonge....................	30 gr.
Soufre sublimé et lavé.....	3 gr.

Pemphigus non ulcéré *chez un enfant cachectique* (DESCROIZILLES.)

1° Chaque région atteinte de pemphigus sera successivement traitée. Et chaque bulle perforée à l'aide d'une aiguille fine flambée. Une pulvérisation sera ensuite pratiquée, sur la région malade, ou même un bain local dans une solution à 5 ou 10 p. 1.000 de coaltar ou de cosalyl (HAMPTON).

2° Aussitôt après les bulles seront *ensevelies* dans une épaisse couche de la poudre suivante :

Quinquina pulvérisé.......	10 gr.
Benjoin pulvérisé	10 gr.
Carbonate de magnésie....	10 gr.
Iodoforme déodorisé	2 gr.

et recouvertes d'ouate fraîche, de bandes de gaze. Laisser le tout en place de 4 à 6 jours.

3° En cas de douleur, de fièvre, ou d'ulcération, chez l'enfant très jeune surtout, le pansement sera humide (eau blanche) ou (liniment oléo-calcaire, coldcream) et renouvelé tous les 2 jours.

4° Suivant l'état des voies digestives, on prescrira trois à quatre gouttes par jour de liqueur de Fowler, 1 à 3 milligr. d'arséniate de fer, ou les alcalins, si la diarrhée prédomine (eau de chaux, sous-nitrate de bismuth, décoction blanche de Sydenham).

5° Des bains de lie de vin (Dauchez) et un séjour à Salins-Moutiers seront prescrits plus tard, après cicatrisation des ulcérations.

Péritonite aiguë.

1° L'enfant sera maintenu immobile au repos dans le lit ; on appliquera sur l'abdomen une compresse de flanelle mouillée, recouverte d'une vessie de glace, modérément chargée ou soutenue par un cerceau ; la glace sera renouvelée 4 fois par jour.

2° La diète la plus rigoureuse sera prescrite et quelques cuillerées d'eau glacée additionnée de champagne seront seules données les 2 ou 3 premiers jours.

3° Si les vomissements persistent on donnera quelques cuillerées des Potions de Rivière prises isolément et successivement ou encore l'une des deux potions suivantes (addit. de glace) :

a)	Sirop de limons	50 gr.
	Ether sulfurique	2 à 3 gr.
	Eau distillée..............	50 gr.
	Eau de laurier cerise......	2 gr.

b)	Sirop tartrique............	20 gr.
	Bicarbonate de soude.....	2 gr.
	Chlorhydrate de morphine	1 centigr.
	Hydrolat de laitue........	80 gr.

4° Un peu plus tard, l'abdomen sera badigeonné d'une couche de teinture d'iode et de laudanum de Sydenham mélangés à parties égales, tous les 2 ou 3 jours. Cette mixture sera fixée sur la peau par un léger badigeon de collodion élastique.

5° Si l'abdomen reste tendu, après ces applications, on administrera le soir un lavement de saponaire (20 p. 500) et on enduira l'abdomen d'une couche d'onguent napolitain.

6° Enfin pour permettre l'alimentation, et combattre la constipation, on donnera 8 ou 10 jours après le début des accidents la potion suivante :

Magnésie calcinée.............	4 gr.
Alcoolat de Carvi..............	6 gr.
Sirop de gingembre	20 gr.
Hydrolat de menthe poivrée...	80 gr.

4 à 6 cuillerées par jour.

Péritonite tuberculeuse, avec diarrhée, douleurs péritonéales, fièvre rémittente, *chez un enfant de six ans.*

1° Chaque semaine, on appliquera sur l'abdomen de cinquante à soixante pointes de feu, soit sous le chloroforme, soit sous l'influence du chloral à haute dose donnée la veille au soir (TRÉLAT).

2° Après l'application des pointes de feu, il sera fait un badigeonnage d'une ou plusieurs zones transversales du ventre avec le collodion au traumatol, ou le collodion élastique iodoformé.

3° A chaque repas, l'enfant prendra, si la diarrhée prédomine, de la poudre de peptone dans du bouillon, et à la fin du repas, une à deux cuillerées à café de la poudre suivante :

Glycero-phosphate de chaux.....	2 gr.
Glycero-phosphate de soude.....	0 50 centig.
Sous-nitrate de bismuth.........	1 gr.
Tannin lavé à l'éther............	0 15 centig.

dans quelques cuillerées de crème.

4° Le lavement suivant pourra être administré de temps en temps et devra être gardé :

Borax......................	2 grammes.
Mucilage de gomme........	40
Laudanum de Sydenham...	4 gouttes.
Décocté de bistorte........	100 grammes.

Et, en cas de ténesme, un simple lavement d'amidon et son.

5° Les vomissements seront combattus par l'administration du champagne, de la potion de Rivière glacée, de l'eau de menthe, d'anis ou de fleurs d'oranger. — Après quoi, on prescrira l'électuaire suivant (DESCROIZILLES).

Viande crue râpée	50 gr.
Amandes douces mondées.	15 gr.
Amandes amères...........	1 gr.
Sucre blanc.................	7 gr.

par cuillerées à café dans les 24 heures.

Piler et ajouter jaunes d'œuf Q. S.

Phtisie pulmonaire.
Sueurs profuses. — Poussées congestives.
Enfant de six ans.

1° Plusieurs fois par jour, l'enfant sera largement ablutionné sur toute la surface du corps à l'aide d'une grosse éponge imbibée d'eau bien chaude, additionnée d'une cuillerée ou deux de Vinaigre de Pennès. — Toilette de la face et des mains. — Lavages de la bouche.

2° Matin et soir, l'enfant prendra une cuillerée à café de la solution, pendant une huitaine de jours :

Sirop de quinquina.....	150 gr.
Arséniate de soude.....	05 centigr.

Et si les poussées congestives s'accompagnent de fièvre, on prescrira un ou deux jours de suite, à la place de la solution arsenicale, une des prises suivantes dans un peu de café noir bien sucré :

Sulfate neutre de quinine...	0 20 centig.
Antipyrine................	0 20 cent.
Ipecacuanha pulvér..........	0 05 cent.
Poudre de Dower...........	0 05 cent.

pour une prise, — deux ou trois prises dans la matinée, — à 7 et à 10 heures.

3° Les accidents adynamiques pourront être combattus à l'aide de bains vinaigrés à 36-37° (d'environ 8 à 10 minutes) ou à l'aide d'inhalations de sels anglais ou d'éther sulfurique.

On donnera ensuite, par cuillerée à dessert, toutes les deux ou trois heures, la potion suivante :

Sirop de digitale............	15 gr.
Teinture de mélisse	5 gr.
Liqueur ammoniacale anisée.	2 gr.
Eau de fleurs d'oranger.....	} āā 25 gr.
Hydrolat de laitue	}

4° Tous les jours, on badigeonnera sur une surface de cinq centimètres carrés l'un des points du poumon les plus congestionnés, avec le vésicatoire liquide de Bidet ou le collodion iodé. — Protéger les parties voisines.

5° Quelques lavements additionnés de glycérine phéniquée, titrée à 0,10 par 10 gr. de glycérine, seront donnés l'après-midi (Labric). — Contre l'hypersecrétion, lavements de lait créosoté (X à XX gouttes).

6° Alimentation liquide ou demi-solide (gelées, œufs, laits de poule, crèmes, purées, vin vieux, etc.).

Pleurésie. — Inflammation de la plèvre, à divers degrés.

Éléments de diagnostic. — Fièvre, — douleur, — matité ou submatité, — obscurité ou silence respiratoire, — souffle, — égophonie (dans les pleurésies avec épanchement)

Ces signes varient suivant l'intensité de la pleurésie.

Division clinique. — La pleurésie peut, en effet, être sèche, — séro-fibrineuse ou purulente.

La pleurésie est absolument exceptionnelle au-dessous de deux ans.

Elle n'est jamais primitive, mais bien consécutive à la pneumonie, — à la tuberculose (affect. locales), — ou à certaines affections générales, surtout la scarlatine, la rougeole, la fièvre typhoïde, la coqueluche (Blache).

Type I. — *Enfant au-dessous de 2 ans, atteint de pleurésie sèche* avec frottements, dans le cours d'une broncho-pneumonie légère.

A. — L'enfant sera badigeonné tous les deux jours, au niveau des points atteints, d'une légère couche de teinture d'iode.

Et les autres jours, la couche du badigeon sera recouverte d'un emplâtre de Vigo, avec ou sans mercure, suivant la tolérance de l'enfant (A surveiller).

B. — Les applications de cataplasmes chauds vinaigrés pourront être préférés si l'on veut hâter l'action révulsive.

C. — Enveloppement ouaté. — Séjour à la chambre. — Régime lacté exclusif.

Type II. — *Épanchement séro-fibrineux fébrile, en voie d'augmentation*, chez un enfant de 6 à 12 ans.

1° Localement, on appliquera plusieurs ventouses sèches suivies deux jours plus tard de 5 à 6 ventouses scarifiées si l'épanchement persiste ou augmente.

2° Après cette première tentative, on appliquera encore un vésicatoire camphré de 5 à 8 centimètres carrés (J. Simon), non sans avoir noté la hauteur de l'épanchement.

3° En même temps, des prises de calomel (0,05) et de scammonée mélangées (0,10) seront administrées avec le régime lacté exclusif pendant trois à quatre jours au moins.

On favorisera la diurèse à l'aide de la potion suivante (Blache):

Oxymel scillitique	15 grammes.
Teinture de digitale	1 gr. 50 cent.
Sirop de polygala	25 gr.
Eau de laurier cerise.......	4 gr.
Infusion d'hysope..........	100 gr.

par cuillerée à café toutes les deux heures.

5° Dans un demi-litre de lait, on ajoutera :

Nitrate de potasse }
Acétate de potasse } āā 0,60 centigr.

à prendre dans les 24 heures.

6° Si, malgré tous ces moyens, l'épanchement persiste, après la chute de la fièvre, aussi abondant, ou si d'emblée son abondance devient menaçante pour la vie, on devra pratiquer la thoracentèse, après ponction exploratrice à l'aiguille de Pravaz et très légère injection de morphine pour prévenir les quintes de toux (RENDU).

TYPE III. — *Pleurésie purulente à pneumocoque*, assez bénigne; *à streptocoques* (*scarlatine rougeole*), assez maligne. (GUINON.)

L'examen bactériologique, et la connaissance de l'affection dont dépend la pleurésie, est nécessaire pour formuler le pronostic, bien que la pleurotomie soit souvent suivie de guérison, sauf le cas de tuberculose dans lequel la pleurésie purulente est exceptionnelle.

Les ponctions répétées sont inutiles ou nuisibles, (MOIZARD, VALUDE et DAUCHEZ) malgré l'opinion contraire de Bouchut.

1° L'empyème devra être pratiqué de bonne heure suivant les règles établies, c'est-à-dire en suivant le bord supérieur de la côte inférieure.

2° Il sera pratiqué, de préférence (WALTHER), au-dessous de l'omoplate, près de son bord postérieur, c'est-à-dire au point le plus déclive du cul-de-sac postérieur.

3° Aussitôt après le drainage de la plèvre, des lavages abondants et chauds d'eau salée (HOUZÉ DE LAULNOIT) ou légèrement alcoolisée seront pratiqués 2 fois par jour, et les drains seront maintenus hors de la plaie, soit par un fil traversant de part en part les deux drains accolés, soit par une épingle broche aseptique.

4° Les toniques généraux (kola, kina, coca, quinium, etc.) seront prescrits, ainsi qu'une bonne alimentation réparatrice, dans laquelle domineront les graisses, le beurre salé, les huiles, le lard, les œufs, les sardines, etc.

5° Bains sulfureux ou salés après la suppression des drains.

Pneumonie franche du sommet gauche avec hypertermie, stupeur, *chez un enfant de dix-huit mois.*

1° La température de l'enfant sera prise matin et soir, et si l'hypertermie s'accuse au début et à la fin de la journée, l'enfant sera plongé quatre fois par jour dans des bains tièdes à 30°, puis à 28°, enfin à 25°, s'il se produit de la tendance au collapsus. La durée du bain sera de 3, 4, ou 5 minutes. Les frictions seront continuées dans l'eau, avec massage et pétrissage des membres pendant toute la durée du bain ; aussitôt après celui-ci, l'enfant sera enveloppé d'une alèze de toile, d'une couverture de laine ; la tête sera recouverte d'un linge mouillé froid. On lui fera prendre quelques cuillerées de grog froid pendant cette sieste qui durera de une à deux heures.

2° Chaque matin, l'enfant prendra 0,20 cent. de chlorhydrate de quinine, dans un peu de café édulcoré ;

3° Et dans la journée quatre à six cuillerées à café de la potion suivante :

Pot. de Todd. (à 20 gr.).........	70 gr.
Sirop de digitale	10 gr.
Ether sulfurique	1 gr.
Benzoate de soude..............	1 gr.
Alcoolature de racine d'aconit.	VIII gouttes

4° Le soir, après une friction à l'alcool de Fioraventi, la potion suivante sera donnée par cuillerées à café d'heure en heure :

Eau distillée....................	30 gr.
Sirop diacode..............	āā 10 gr.
Sirop d'oranges............	
Hydrate de chloral...........	0,50 cent.

jusques à production de sommeil.

5° L'alimentation consistera en lait bouilli, lait de poule, bouillon additionné de jaunes d'œufs et de peptone. Vin et café autant que possible.

6° Aération aussi large que possible de la chambre.

7° En cas de tendance au collapsus (Comby), on fera des injections de caféine 3 ou 4 fois par jour, selon la formule :

Benzoate de soude..................	2 gr. 50.
Caféine..............................	2 gr.
Eau distillée.......	q. s. pour
Eau distillée de laurier cerise.	10 cent. cub.

8° Quelques lavements au sulfate de soude seront prescrits dans les premiers jours.

9° On explorera pendant la convalescence l'état du péricarde et de la plèvre, surtout si la température reste élevée au-delà du neuvième jour. Un petit vésicatoire serait alors indiqué loco dolenti.

Prophylaxie des fièvres éruptives et de la diphtérie. (Professeur GRANCHER.)

I. — *Complications de la rougeole.*

Isolement de l'enfant. Désinfection du lit et des linges. Licenciement des écoles ou des casernes, au premier cas grave ou mortel (otite, broncho-pneumonie, diphtérie).

II. — *Diphtérie.* (Prof. GRANCHER).

La prophylaxie portera sur la désinfection rigoureuse :

1° Des fausses membranes desséchées ;

2° Des produits d'expectoration ;

3° De tout objet pouvant servir de véhicule (mains des aides, jouets des malades, instruments, linges, vêtements.

D'où découle la règle suivante :

Pour les gardes : Se laver les mains dans la solution de sublimé au 1000e, changer de vêtements (blouse de toile) en quittant le malade, nettoyage des ongles, brossage des mains.

On placera dans la pièce voisine de la chambre du malade deux cuvettes, l'une pour les mains, l'autre pour les instruments à désinfecter (solution phéniquée forte, ou solution de sulfate de cuivre, ou encore eau bouillante (10 min. à 100°).

Pour le malade : Antisepsie de la gorge (Voy. *Angine diphtérique*). Le lit pourra être recouvert d'une grande alèze attachée au cou de l'enfant, pour empêcher les draps d'être souillés.

Les linges du malade seront passés dans une solution de phénosalyl, dans l'eau bouillante, ou à l'étuve Geneiste et Herscher avant d'être livrés à la blanchisseuse.

III. — *Scarlatine.* (WURTZ.)

L'enfant sera isolé pendant 40 jours après l'éruption. Les gardes seront choisies parmi les femmes antérieurement atteintes de scarlatine. Elles ne mangeront jamais dans la chambre des malades. Les linges, draps, couvertures seront désinfectés (sol. sublimé à 1 p. 1.000). On ne balayera pas ; on lavera le parquet au sublimé.

Le malade sera baigné et savonné chaque semaine, du 15e au 40e jour, dans sa chambre ; puis enduit de vaseline au sublimé (1 p. 1000). La chambre, la literie et les meubles seront désinfectés à l'aide de l'acide sulfureux (10 gr. de soufre par mètre cube).

Si plusieurs enfants sont pris simultanément de scarlatine, on isolera ceux qui sont atteints d'angines pseudo-membraneuses, dont le diagnostic bactériologique s'impose.

Pour l'antisepsie buccale et pharyngée des scarlatineux, mêmes recommandations qu'à l'article *Scarlatine*.

IV. — *Variole*. (Prof. AUCHÉ).

1° Pratique régulière des vaccinations et revaccinations;

2° Isolement absolu des varioleux, du personnel servant et des ustensiles qui servent à leur usage;

3° Désinfection des linges, literies, rideaux, tentures, vêtements, appartement, voitures ayant servi au transport;

4° Déclaration obligatoire de tous les cas de variole;

5° Bains de sublimé renouvelés 2 ou 3 fois avant toute communication avec le monde extérieur.

V. — *Fièvre typhoïde*. (LABRIC et DAUCHEZ).

1° Mêmes règles d'antisepsie. (Isolement et désinfection);

2° En outre, désinfection des garde-robes à l'aide de :

Lavements phéniqués :

Eau glycérinée............	200 gr.
Acide phénique neigeux..	0,20 cent.

deux ou trois fois par jour.

3° Les matières fécales seront versées dans

un seau hygiénique à demi rempli d'une solution de sulfate de cuivre à 50 p. 1000, avant d'être jetées aux cabinets d'aisances.

VI. — *Oreillons.* (LEGROUX et HUDELO).

Isolement pendant quinze à vingt jours ; lavages antiseptiques de la bouche ; désinfection de la literie(?); enfin bain antiseptique (sublimé), dans un baquet en bois (baignoire émaillée).

Prurigo et Prurit (sans suintement)
(Lésions anatomiques très légères).

1° Tous les jours, on appliquera sur les téguments de l'enfant, avec le pinceau, une forte couche de la pommade suivante (TENNESSON, THIBIERGE et MILLIET).

Oxyde de zinc....................	100 grammes.
Gélatine en plaques............	150 grammes.
Grenetine.......................	100 grammes.
Eau bouillie contenant	
1 gramme de phenosalyl......	300 grammes.
Glycérine.......................	300 grammes

Pendant que la colle est encore humide, on applique sur la peau une légère couche d'ouate qui adhère aux tissus et les protège.

Ce pansement sera refait tous les 5, 6 ou 8 jours et le malade sera débarrassé par un grand bain tiède. Aucun accident imputable à l'enveloppement total du malade ne se produira (Thibierge).

2° Dans l'intervalle des bains, si le prurit persiste, on pratiquera de larges lotions avec la décoction de feuilles de tabac, aussi chaude que possible (à 5 p. 100).

3° On suspendra de temps en temps les lotions et les applications de colle à la grenetine, pour donner un bain gélatineux.

(Colle de Flandre purifiée, 250 à 500 gr.),
à faire dissoudre dans un bain d'enfant.

Purpura.

Séméiologie. — Chercher si le purpura est d'*origine nerveuse* (affections médullaires, névrites périphériques alcooliques, — névralgies, — troubles vasomoteurs. Si le purpura est *toxique* (médicaments, iodures, antipyrine, alcool), ou lié aux *toxines* organiques (venins de serpents, ptomaïnes et leucomaïnes des viandes corrompues, sérums thérapeutiques. — Enfin, s'il est *infectieux* — par pénétration par une plaie de l'économie (appareils digestifs, pulmonaires, génito-urinaires ou infectieux primitifs (maladie de Werlhof, purpura rhumhatoïde)... (Sortais. Th. Paris, 1896).

Dans ces diverses variétés, l'indication principale sera de combattre la défibrination du sang, — de provoquer l'élimination des poisons médicamentaux, des toxines, etc., — de relever enfin l'état des forces du malade infecté.

On conseillera donc :

1° L'administration de la limonade sulfurique à 2 p. 1000, 3 à 6 verres à Bordeaux. — Fruits acides (citrons, etc.).

Ou, si l'enfant est indocile, la même dose d'Eau de Léchelle.

2° Concurremment ou successivement, on prescrira la potion suivante (FERRAND) :

Solution de perchlorure de fer à 30°.	0,50 cg.
Sirop de fleurs d'oranger...........	50 gr.
Eau distillée........................	100 gr.

3° L'élimination des toxines sera favorisée par le régime du lait, par les préparations d'oxymel scillitique (5 à 20 gr.).

4° On insistera surtout sur la médication reconstituante (sirop et saccharolé de quinquina, vin de quinquina, extrait mou de quinquina) — alternant avec les préparations suivantes :

Pyrophosphate de fer....	āā 10 grammes
Pyrophosphate de soude	
Glycérine médicinale......	200

pour un litre de vin de Banyuls.

5° Frictions alcooliques, — bains de lie de vin, — bains salés, pendant la période de réparation.

6° Enfin, s'il existe des troubles gastro-intestinaux, ou si le purpura s'observe au cours d'une infection intestinale, le benzonaphtol 0,10 centigr. par année d'âge) sera conseillé.

Rhumatisme articulaire aigu.
Enfant de 5 à 10 ans.
(Dr DAUCHEZ et Dr MARFAN.)

1° Dès le début des phénomènes douloureux, on prescrira le salycilate de soude, à doses d'abord faibles (0,50 centigr. à 1 gr.). (J. SIMON)[1].

1. Le traitement méthodique du rhumatisme articulaire aigu, proposé par notre confrère M. le professeur agrégé Marfan, diffère peu de celui que nous proposons ici, sauf en ce qui concerne la dose de salycilate de soude. « Il faut, dit le Dr Marfan, commencer par la dose maxima, c'est-à-dire 3 à 4 grammes par jour, de 5 à 10 ans, et en faisant prendre chaque dose dans un peu d'eau de Vichy. — Au bout de deux ou trois jours, la sédation est obtenue et on diminue de 0,50 centigrammes par jour. Quand on arrive à un gramme on maintient cette dose, environ une semaine. Cette méthode d'administration est la seule qui permette d'éviter les récidives toujours plus longues à guérir que la première atteinte.

Au cas où le salycilate serait mal toléré par l'estomac (l'enfant supporte presque toujours bien ce médicament), on pourra faire absorber le médicament par la peau.

Liniment	Axonge...........	āā 50 grammes.
	Lanoline..........	
	Térébenthine......	āā 10 grammes.
	Acide salycilique ..	

Us. ext.

On enduit le pourtour des articulations avec cette pommade et l'on enveloppe le membre avec des bandes de flanelle.

Si l'on échouait ainsi, on s'adresserait à l'antipyrine ou aux sels de quinine (*Traité des mal. de l'enfance*, tome Ier, p. 501.

2° Peu à peu, la dose sera augmentée et portée, au-dessus de 5 ans, à 3 et 4 grammes lorsque la tolérance sera acquise (Comby).

Pour aider la diurèse, on conseillera la potion suivante :

Potion de Todd.....	60 grammes.
Sirop de menthe ...	30 grammes.
Salycilate de soude.	4 grammes.

par cuillerée à dessert de 2 en 2 heures au-dessus de 4 ans (cas graves).

3° Les articulations seront entourées de flanelles chaudes, préalablement imbibées d'eau et légèrement arrosées d'une cuillerée à café du mélange suivant, versé goutte à goutte sur toute la flanelle :

Liniment	Alcool camphré......	40 gr.
	Teinture thébaïque.	āā 5 gr.
	Chloroforme pur....	

Agitez. Dr Le Bele.

Le tout sera recouvert d'ouate et de taffetas gommé.

4° Si le salycilate de soude est mal toléré, on donnera le salophène aux mêmes doses (insoluble), par prises dans du lait ou du pain azyme — ou mieux dans du miel.

5° Lait coupé d'Eau de Vals ou de Vichy.

6° Pendant la convalescence, on donnera quelques prises de sulfate de quinine, dans un peu de café noir.

Quelques bains sulfureux, suivis d'une sieste au lit et de massage, parachèveront la guérison.

S'il se produit quelque altération organique du cœur avec bruit de souffle, l'enfant fera une, deux ou trois saisons à Bourbon-Lancy ou a Bourbon-l'Archambault (HUCHARD et DE BOSIA).

Rhumatisme cérébral.
Forme délirante et méningitique. Hypertermie.
Convulsions choréiformes.

1° Toutes les quatre heures environ, l'enfant sera soumis à la balnéation froide à 28°, et le bain sera peu à peu, à l'aide d'un bloc de glace, abaissé rapidement à 25°. — Pendant ce temps, on versera sur la tête 2 à 3 litres d'eau à 15°. — Bain de 3 à 5 minutes, après lequel l'enfant sera replacé dans son lit et entouré de plusieurs couvertures de laine.

2° Une vessie de glace sera maintenue sur la tête, le cou préalablement garni d'un rouleau de linge épais.

3° On administrera en outre de 1 à 2 gr. de chloral, ou plusieurs cuillerées à café de sirop de chloral dans une infusion de fleurs d'oranger.

4° Sinapisation très étendue sur le devant de la poitrine, du dos et des membres inférieurs, matin et soir.

5° Si l'enfant est constipé, on pourra administrer par la sonde œsophagienne dans deux tasses de bouillon aux herbes, de trois à six centigrammes de tartré stibié en deux fois.

6° Dans la convalescence, on insistera sur les préparations de fer les plus assimilables et sur les toniques.

Si l'état du cœur ne s'y oppose pas, on aura aussi recours à l'hydrothérapie tiède pendant la convalescence.

Rhumatisme chronique infantile.

(J. Simon.)

1° On immobilisera les articulations douloureuses que l'on badigeonnera avec la teinture d'iode, ou sur lesquelles on appliquera un emplâtre de ciguë ;

2° L'enfant prendra en outre, alternativement, de la teinture de colchique et les iodures alcalins dans les proportions suivantes :

Pendant quinze jours, faire prendre à chaque repas une dose de 15 centigrammes d'iodure de potassium. On pourra, s'il y a indication, la remplacer par une cuillerée à dessert de sirop d'iodure de fer administrée durant le repas ;

Pendant les quinze jours suivants, faire prendre dans la journée de cinq à dix gouttes de teinture de semences de colchique (une goutte par année d'âge) ;

3° On pourra utilement ajouter à ce traitement interne, le massage et les manipulations articulaires, ainsi que l'usage des bains sulfureux ou sulfuro-alcalins. (DAUCHEZ) ;

4° Enfin, dans les poussées articulaires aiguës, on aura recours au salycilate de soude qui agit à la fois sur la douleur, la température et les troubles nutritifs, et est un bon éliminateur diurétique (CARRIEU) ;

5° Lorsque les déformations articulaires paraissent s'accuser, on aura recours aux bains de boues de Dax ou Saint-Amand.

Rougeole anomale, forme hémorrhagique. Accidents broncho-pneumoniques.

(Prof. GRANCHER.)

1° Les toniques seront employés sous toutes les formes, à l'exclusion de toute autre médication :

Extrait mou de quinquina...	2 à 4 gr.
Teinture de canelle..........	2 à 4 gr.
Sirop d'écorce d'oranges......	30 gr.
Vin tannique de Banyuls.....	70 gr.

2° L'éther en potion sera prescrit contre la faiblesse et la fréquence du pouls.

3° Simultanément on prescrira la potion suivante :

Teinture de digitale............ XVI gouttes.
Vin de quinquina au malaga... 120 gr.

par cuillerées à dessert.

4° Si l'enfant a atteint l'âge de 10 à 12 ans, on administrera, dans la matinée, trois à quatre des cachets suivants :

Antipyrine.............. 0,30 centigr.
Sulfate de quinine...... 0,15 centigr.

pour un cachet. F. s. a. cachets n° 12.

5° Pour la prophylaxie. (V. *Prophylaxie*, p. 158).

Rougeole. Laryngite douloureuse.
Éruption tardive.
Début de bronchite. (*Enfant de 4 ans*).

1° Applications chaudes au devant du larynx. Inhalations de vapeur d'eau.

2° L'infusion suivante sera donnée par cuillerée à dessert d'heure en heure (HENOCH).

Infusion d'ipécacuanha (0,10) dans Eau. 100 gr.
Mucilage de gomme...... } āā 10 gr.
Sirop simple............... }
Extrait d'opium........... 2 cent.

3° Vers la fin de la journée, on donnera, par cuillerées à café, l'une des deux potions suivantes :

a) Alcoolature de racine d'aconit.	VI goutt.
Extrait de belladone..........	0,02 cent.
Sirop d'éther..................	10 à 20 gr.
Julep..........................	60 gr.

b) Infusion de fruits pectoraux...	100 gr.
Eau de laurier cerise...........	1 gr. 50.
Sirop de codéine...............	20 gr.
Nitrate de potasse.............	1 gr.

4° Pour favoriser l'éruption, on pratiquera des frictions au :

Liniment ammoniacal,..	du Codex.	125 gr.
— térébenthiné..		
— camphré......		

Et on prescrira la potion suivante :

Acétate d'ammoniaque........	8 gr.
Hydrolat de mélisse.........	aa 50 gr.
Hydrolat de menthe.........	
Sirop simple.................	

5° A titre de révulsif intestinal, l'enfant prendra tous les trois jours de 0,05 à 0, 10 centigr. de calomel en cinq prises.

6° Bains tièdes en cas d'hypertermie toutes les 4 heures (Renaut) *dès le début de l'affection.*

Rougeole simple. (*Enfant de six ans*).
(Dr Sevestre.)

Traitement hygiénique.

a) L'enfant sera placé dans une chambre vaste et bien aérée, sans rideaux, mais munie d'un paravent. Eviter la lumière trop vive et les couvre-pieds rouges ou de couleur éclatante. En été, on ouvrira les fenêtres vers midi. En hiver, la température sera maintenue à 17 ou 18°.

b) L'enfant sera maintenu couché dix à quinze jours après l'éruption et la première sortie aura lieu du 20 au 25e jour après l'éruption.

c) Quelques lavages antiseptiques seront pratiqués dans la bouche.
Potage, lait, œuf, eau rougie.
Sirop de limons coupé d'eau, comme tisane.

d) Au moment de la desquamation, onctions à la vaseline boriquée, précédées et suivies d'un bain au borate de soude.

Traitement médical.

1° Au début, sauf en cas de diarrhée abondante, respecter la diarrhée pendant la période éruptive ;

2° Combattre la toux par la potion suivante (Barbier) — par cuillerées à café :

Alcoolature de racine d'aconit.	X gouttes
Extrait thébaïque............	2 centigr.
Sirop d'éther..................	20 gr.
Potion gommeuse............	40 gr.

3° On favorisera l'éruption à l'aide de l'acétate d'ammoniaque (0,25 à 0,50 centigr. par année d'âge). On combattra l'hypertermie par l'antipyrine. Et si celle-ci reste continue avec phénomènes ataxo-adynamiques, des bains seront donnés à 22 et 23° (5^m) au-dessus de 3 ans et à 30° au-dessous de cet âge.

(SEVESTRE.)

4° Contre la dyspnée, on prescrira les inhalations de vapeur d'eau tiède. Et contre le coryza des irrigations avec de l'eau tiède salycilée 1 p. 1000.

Scarlatine simple, sans complications. (Dr MOIZARD). Angine scarlatineuse. (*Enfant de 5 ans*). (*Voy. Prophylaxie*).

1° Chaque jour, l'asepsie du pharynx sera assurée à l'aide d'irrigations d'eau salée ou boriquée dégourdie, et celle du nez avec de la vaseline boriquée au 10e ou de la poudre d'aristol.

2° L'aération sera ménagée largement à l'enfant. Les tentures seront supprimées. Un paravent suffira. Le lit sera du moins placé à l'angle opposé des portes et fenêtres. La température de 16° sera entretenue par un feu vif et clair.

Enfin, l'asepsie assurée à l'aide d'une blouse revêtue par la garde et par les lavages des mains à la liqueur de Van Swieten sera exigée et surveillée.

3° La potion suivante sera prescrite en cas de fièvre ou d'agitation :

Acétate d'ammoniaque....	1 gr. par stade de 5 années révolues.
Alcoolat. de rac. d'aconit. } Teinture de digitale..... }	ãa V à X gouttes.
Julep gommeux..........	50 à 80 gr.

par cuillerée à dessert.

4° L'angine sera combattue par des attouchements renouvelés trois ou quatre fois avec le :

Collutoire...	Glycérine	18 gr.
	Alcool	2 gr.
	Acide salycilique...	1 gr.

après nettoyage de la gorge avec de l'ouate sèche.

5° Dès que la gorge sera nettoyée, on cessera, pour éviter la douleur, les attouchements, et on lavera le pharynx avec de l'eau bouillie.

6° Des lotions antiseptiques de la vulve, des onctions avec la vaseline boriquée, des bains tièdes seront conseillés aux différentes périodes de la scarlatine.

7° Le régime lacté sera rigoureusement observé pendant la période fébrile ;

8° Séjour au lit pendant trois à quatre semaines.

Scarlatine compliquée d'anasarque et d'albuminurie (DAUCHEZ). *(Voy. Prophylaxie).*

1° Applications de ventouses sèches sur les reins.

2° L'enfant sera soumis au régime lacté intégral. Et si celui-ci est mal toléré, on recherchera la diurèse en donnant de 2 à 3 verres de la solution suivante dans la matinée :

Acide lactique..............	100 gr.
Eau distillée.................	1000 gr.
Eau de fleur d'oranger ou kirsch....................	q. s. pour aromatiser.

3° Frictions chaudes. Enveloppement dans d'épaisses couvertures de laine. Boules d'eau chaudes, pour provoquer une abondante transpiration ;

4° En même temps, on pourrait *tous les deux jours* en moyenne pratiquer une injection hypodermique d'un gramme de la solution centième ou de la solution suivante :

Chlorhydrate de pilocarpine..	0.20 cent.
Eau distillée.......	30 gr.

5° Les autres jours on donnera, dans une tasse de lait, 5 à 10 gr. (selon l'âge) d'eau-de-vie allemande ;

6° En cas d'anurie, on appliquera des ventouses, on aura recours au vin de cafeine Houdé, ou à la potion suivante (H. Roger) :

Teinture de digitale......	XV gouttes.
Oxymel scillitique........	15 gr.
Sirop........................	45 gr.
Eau de laitue..............	90 gr.

par cuillerée à dessert toutes les 2 heures.

Si l'enfant est dans le coma, on introduira du lait dans l'estomac à l'aide de la sonde œsophagienne (Ferrand et Bucquoy) ;

7° Dans la convalescence, on prescrira le sirop iodo-tannique, le sirop d'iodure de fer, les préparations de quinquina et de kola.

Scoliose (*Déviation à courbures latérales*).

(Drs de Saint-Germain, Broca, L. Monnier et Dauchez).

Eléments de diagnostic : Sujet jeune, principalement jeune fille, de six à quatorze ans surtout. Courbure latérale de la colonne vertébrale. Courbure principale (supérieure). Courbure de compensation (inférieure).

Marquer au crayon dermographique (très pratique) la ligne des apophyses épineuses ; puis appliquer de la septième cervicale au coccyx le cordon d'un fil à plomb. On se rend ainsi aisément compte des arcs ou courbures que fait la ligne épineuse avec cette côrde qui les sous-tend. Une règle plate permet de mesurer la distance du sommet des arcs à la corde, ce qui donne la *flèche*, seul élément mathématique d'appréciation.

Division clinique. — 1) Scoliose rachitique (au-dessous de sept ans) (Legendre et Broca) ;
2) Scoliose essentielle des adolescents (d'attitude), (de croissance), (héréditaire), etc. Scoliose modérée.
3) La scoliose est *particulièrement grave* lorsqu'il y a torsion des vertèbres et asymétrie notable du thorax. Dans ce cas, elle est *toujours précoce*, enfants jeunes. Elle ne guérit presque jamais, malgré la gymnastique, les corsets, etc. (trois faits notoires)...

Consultation. — Le traitement variera avec le degré de la scoliose.

1er type. — *Scoliose au début chez un jeune enfant rachitique*.

A. Maintenir l'enfant couché jour et nuit sur un lit dur, ou étendu à plat sans oreiller, dans le décubitus dorsal.

Les promenades seront effectuées à l'aide de la gouttière de Bonnet déposée suivant la longueur de la voiture capitonnée et à capote, usitée dans la coxalgie.

Cette immobilisation devra durer de deux à trois ans au moins.

En été ou en hiver, l'enfant pourra être utilement transporté dans une station balnéaire bien abritée (Arcachon, Cannes, Nice, Venise) et couché dans une embarcation couverte pour y passer la journée complète, de 10 heures du matin à cinq heures du soir, en plein air, chaudement enveloppé de couvertures de laine.

B. Après six à sept mois (SAINT-GERMAIN) de décubitus dorsal, on pourra permettre à l'enfant le décubitus abdominal (natation sur un tapis) pendant quatre, cinq à six heures par jour, et une heure de décubitus latéral sur la convexité de l'arc scoliotique.

C. Des bains saturés de sel, ou le séjour à Salies-de-Béarn, Salins-Moutiers, Bourbonne, seront prescrits et appliqués au moyen du hamac ou de la claie d'osier Duclos.

D. En outre, trois séances de massage alterneront chaque semaine avec des douches sulfureuses chaudes dirigées le long des gouttières vertébrales. Si celles-ci ne peuvent être administrées, on les remplacera par des frictions sur la même région avec :

Liniment (usage externe) :

Alcoolat de Fioraventi	40 gr.
Huile d'amandes douces.......	40 gr.
Alcool camphré................	15 gr.
Ammoniaque liquide..........	5 gr.

ou avec la brosse de laine imbibée de baume de Fioraventi pur ou additionné de teinture de noix vomique à 1/10e.

E. — Si *l'enfant* est *très jeune*, on prolongera l'allaitement jusqu'à ce que la première dentition soit complète. On n'ajoutera à ce régime que des aliments phosphatés, (biscottes, pain riche, gâteaux secs) le chlorhydrophosphate de chaux (0,50 centigr. à 2 gr. par 24 h.) le sirop d'hydrophosphites composé, le lacto phosphate de chaux extrêmement soluble, (soluble à 1 p. 25), le phosphate de chaux (une à deux cuillerées à café dans de la bouillie au lait), l'usage modéré des graisses (huilès de foie de morue, beurre salé, sardines fraîches à l'huile). La crème et les œufs seront largement prescrits, si l'enfant a dépassé 4 à 5 ans.

L'usage de la viande sera très modéré.

2e TYPE. — *Scoliose chez un adolescent.*

Rechercher si celle-ci est liée à la *croissance* — à la *chlorose* — à une *attitude vicieuse*, en travaillant au bureau, au piano, à la couture — enfin à la *myopie* avec inclinaison forcée de la tête.

A. — La chlorose sera combattue par l'hydrothérapie tiède ou froide — La croissance par le repos horizontal (3 heures par jour) et les toniques généraux (prép. de quinium, plus riches et plus avantageuses que le sulfate de quinine). (FERRAND).

B. — Les attitudes vicieuses seront corrigées par l'usage du pupitre Chrétien (JAVAL), du banc et pupitre Krestchmarr (LEGENDRE et BROCA) par l'usage de verres appropriés (myopie).

C. — La gymnastique orthopédique comprendra :

1° En première ligne la suspension.

2° La pression directe — D'ou dérive la méthode de redressement forcé de la scoliose par le massage forcé du Dr X. Delore de Lyon (Soc. des sc. méd. de Lyon 1895).

Ces pratiques de redressement pourront s'effectuer soit dans des gymnases appropriés, soit à domicile.

D. — Les manœuvres à conseiller en ville sont les suivantes :

1° Suspension au trapèze ou à l'aide de poignées suspensives dont les courroies glissent sur une poulie fixée obliquement par un crochet à l'angle supérieur gauche d'un portique ou de l'embrasure d'une porte, le corps restant fixé au montant opposé (côté droit) du même portique (Lorenz).

2° Suspension du côté de la convexité scoliotique sur une barre fixe entourée d'un oreiller ; le bras du côté sain est relevé sur la tête et fixé au sol par un lien très solide (Lorenz cité par Broca).

3° La malade presse avec sa main droite, largement ouverte sur le flanc droit, c-à-d. au point correspondant de la convexité scoliotique qu'elle redresse en s'inclinant à droite, tandis que le bras du côté opposé élève et abaisse successivement des haltères peu pesantes.

4° L'enfant couché à plat ventre sur une table, le tronc débordant celle-ci, saisit par la ceinture l'opérateur qui presse d'une main sur la convexité scoliotique en exagérant de l'autre main le renversement du tronc en arrière. Un aide fixe et immobilise le bassin sur la table pendant cette manœuvre.

5° Inclinaison du tronc en avant, dans la

station verticale. Le chirurgien maintient de la main droite le menton du patient, de la main gauche presse sur la colonne vertébrale, à sa jonction aux os iliaques.

E. — Un corset orthopédique, à tuteurs latéraux avec béquillon et point d'appui sur les hanches, sans remédier directement à la scoliose, préviendra cependant son aggravation.

Adénites scrofuleuses suppurées.

1° L'abcès ganglionnaire ne sera incisé à la lancette (Labric) que lorsqu'il sera parvenu à son entier développement (J. Simon).

2° La cavité de l'abcès sera consécutivement lavée avec la solution de permanganate (1/4000e) avec la liqueur de Van Swieten et bourrée consécutivement avec du coton imbibé de naphtol camphré (Nélaton) ou de la gaze iodoformée ou salolée.

3° Pendant plusieurs années, l'enfant sera soumis aux bains salés d'eaux mères, à l'usage de l'huile de foie de morue. du sirop iodo tannique ou des cachets d'iodoforme déodorisé (iodoforme 0,05, café 0,20) sera conduit à Bourbonne-les-Bains, à Saint-Nectaire, à Barèges, ou même au Croisic (bains d'eaux mères).

4° Si malgré les soins indiqués ci-dessus, l'adénopathie continue à suppurer, on devra procéder au raclage des bourgeons charnus, suivis de cautérisation à la glycérine créosotée au quart, ou à la solution de chlorure de zinc (1/20e) pour assurer la stérilisation du foyer pathologique.

Stomatite ulcéreuse rebelle
chez un enfant cachectique, non syphilitique de 3 ans (DAUCHEZ).

1° Pratiquer tous les jours et même deux fois par jour une large irrigation dans la bouche avec la solution très étendue de coaltar saponiné Lebœuf (5 p. 1000).

Un peu plus tard les irrigations seront pratiquées avec la décoction suivante :

Décocté de quinquina....	500 gr.
Alcoolat de cochlearia....	10 gr.
Chlorate de potasse......	5 gr.

2° Après l'irrigation, les ulcérations seront détergées avec de petites boulettes de coton hydrophile.

Si elles sont douloureuses elles seront touchées avec le collutoire suivant :

Borate de soude..............	1 gr.
Mellite de roses..............	15 gr.
Acide chlorhydrique fumant.	5 gouttes.

Si elles ne le sont pas, on touchera très légèrement tous les six jours avec le crayon de nitrate d'argent mitigé ou avec une solution très faible d'acide chromique titrée à 5 centigr. pour 200 grammes d'eau.

3° Dans quelques cas rebelles on se trouvera bien des irrigations avec la solution suivante (GINGEOT et MARIE) :

Acide thymique......... 1 gr.
Eau distillée............. 4 à 5 litres.

4° Les ulcérations très douloureuses seront traitées de préférence par les lotions à l'eau choralée édulcorée (sirop groseille) (1 p 300 ou 400).

5° On évitera l'usage des aliments ou des boissons à températures extrêmes (chaudes ou glacées) surtout les premières.

6° Lorsque la stomatite résiste aux différents moyens indiqués, on devra (après cocaïnisation au collyre, Eau 5 gr., Chl. coc., 0,25) toucher les ulcérations au thermo ou galvanocautère.

7° Enfin on soutiendra les forces de l'enfant à l'aide d'une forte alimentation, lait, jus de viande, bouillons, vins vieux et alcool sous toutes ses formes.

8° Le Dr FEULARD conseille de soumettre 8 à 10 jours par mois au traitement spécifique (sirop de Gibert) les enfants suspects de syphilis.

Stomatite ulcero-membraneuse (SEVESTRE, LABRIC) et Stomatite impétigineuse (TENNESSON).

1° Des irrigations buccales d'eau boriquée seront renouvelées deux fois par jour et les ulcérations seront saupoudrées aussitôt après avec un pinceau de blaireau saupoudré de poudre d'iodoforme déodorisée (anesthésique).

2° En cas d'insuccès, lotionner avec la solution concentrée de chlorure de chaux, ou mieux encore, déposer à l'aide du doigt une légère couche de chlorure de chaux sec.

3° Dans l'impétigo buccal, on badigeonnera les ulcérations (après anesthésie à la cocaïne si l'enfant est indocile) avec la solution au tiers d'acide lactique ou d'hydrate de chloral à 1 p. 300, ou enfin de sublimé (1 p. 3000) à l'aide d'un tampon de coton hydrophile fixé sur une pince ou un porte-plume.

4° Lait bouilli coupé d'Eau de Vichy.

Syphilis héréditaire (*chez le nouveau-né atteint de lésions viscérales.*)

Dr LOUIS JULLIEN, chirurgien de St-Lazare.

En raison de l'importance capitale qu'offre en pratique le traitement de l'hérédosyphilis, nous avons cru devoir recourir à l'obligeance de notre savant confrère le Dr LOUIS JULLIEN, pour fixer comme il suit les règles du traitement spécifique.

Le traitement de la syphilis héréditaire dans le premier âge est ESSENTIELLEMENT MERCURIEL. On doit l'instituer dès que la syphilis est établie soit par la constatation de lésion, soit par de suffisantes présomptions (syphilis des parents, aspect vieillot de l'enfant, conformation particulière du squelette, etc...)

Ce traitement doit être *direct*. je veux dire que la facilité de l'appliquer à l'enfant lui-même, doit faire renoncer en principe aux méthodes de cures employées jadis par l'intermédiaire de l'organisme de la nourrice, que ce soit une femme ou un animal, une chèvre par exemple. Exception est faite pour le cas où la mère nourrissant son propre enfant bénéficie elle-même, en tant que syphilitique, de la mercurisation.

Le meilleur traitement est celui qui se fait EN DEHORS DES VOIES DIGESTIVES, l'intégrité de ces dernières étant de la plus haute importance chez le nouveau-né bien souvent cachectique et prédisposé à l'athrepsie. On a le choix entre quatre procédés : *bains, frictions, emplâtres, injections.*

Bains. — Peu efficaces chez l'adulte, les bains de sublimé justifient chez l'enfant la confiance traditionnelle, en vertu de laquelle ils furent longtemps seuls employés dans les hôpitaux de Paris ; 2 à 3 gr. de sublimé pour un bain de 30 minutes, tous les deux jours, telle en est la formule simple.

Frictions. — On se sert d'onguent gris ordinaire, ou d'onguent au calomel (Vaseline 6,

Lanoline 4, Calomel 1), pour faire avec 1 ou 2 grammes, représentant le volume d'un gros pois ou de deux, une friction sur les flancs ou les reins, de 4 à 5 minutes. On recommence tous les jours ou moins souvent, suivant opportunité.

Emplâtre. — On employait autrefois l'emplâtre de Vigo ; on lui préfère aujourd'hui l'emplâtre au calomel (Quinquaud), qui restant en place pendant un temps indéterminé constitue un moyen simple et bien pratique.

Injection. — Smirnoff a fait remarquer dès le début de ses travaux sur le Calomel, qu'il était très bien supporté par les tout petits enfants. On leur fait avec grand succès des injections sous-cutanées de 1, 2 et 3 centigrammes, à renouveler chaque semaine. Aucune complication n'est à craindre si l'on emploie avec les précautions aseptiques habituelles des produits parfaitement purs (huile d'amandes douces stérilisée 10 g., Calomel 1 g. injecter 1, 2 ou 3 dixièmes de seringue Pravaz). L'huile grise n'est pas à conseiller, étant donné l'extrême petitesse de la dose à injecter. Les sels solubles dont l'injection doit être renouvelée quotidiennement, n'offrent guère d'indication chez l'enfant.

Par la voie stomacale. — La liqueur de Van Swieten est à peu près seule usitée, et constitue certainement le traitement le plus généralement prescrit de nos jours. Sa forme liquide et la facilité de la mêler au lait, la tolérance des voies digestives à son égard lui constituent certainement de grands avantages. On commencera par 20 gouttes ou 1 gramme, soit 1 milligramme de sublimé, à prendre chaque jour dans du lait, 3 ou 4 fois, mais on peut aller assez vite à 5 et même 10 milligrammes, soit 1 ou 2 cuillerées à café.

Le calomel, le protoiodure et autres sels sont difficiles à employer et ne se recommandent par aucun avantage particulier.

L'IODURE DE POTASSIUM peut devenir utile après les premiers mois, surtout l'allaitement terminé, car le coryza qu'il peut déterminer serait une grave complication pour un nourrisson. Les doses de 20 centig. à 6 mois, 30 centig. à 1 an, recommandées par les auteurs pèchent plutôt par excès de modération. Après 2 ans, et si l'on doit combattre des lésions viscérales importantes, on peut continuer bien longtemps ce médicament.

TRAITEMENT MIXTE. — Après un traitement mercuriel de 2 ou 3 mois, il est parfois utile de combiner l'action du mercure à celle de l'iodure de potassium ; le meilleur moyen est de prescrire séparément les deux médicaments. On doit se défier de l'action du sirop de Gibert (1) sur l'estomac même, puis à la dose

(1) Plusieurs de nos maîtres, parmi lesquels MM. Labric, Archambault, Parrot, sont toujours restés fidèles au sirop de Gibert, à moins de contre-indication gastrique. Dans plusieurs cas graves de pseudoparalysie syphilitique, par décollement épyphisaire, M. le Dr Millard, membre de l'Académie, a obtenu de remarquables succès.

de 1/3 ou moitié de cuillerée à café, dans du lait. Balzer préfère un sirop iodo-tannique au tannate de mercure.

Syphilis héréditaire. — Syphilides cutanées et muqueuses. — *Traitement mercuriel. — Mode d'administration* (BLACHE).

1° Pendant les six premiers mois de la vie, la cure mercurielle sera conduite de la manière suivante :

1re Semaine. — Friction mercurielle gros comme un pois.

2e Semaine. — Repos (Bains sulfureux ou salés, frictions alcoolat).

3e Semaine. — Liqueur de Van Swieten (de X à XXV gouttes par jour en plusieurs fois.

4e Semaine. — Repos (Bains sulfureux, frict. alcooliques).

5e Semaine. — Frictions.

6e Semaine. — Sirop iodo-tannique.

7e Semaine. — Si les syphilides cutanées persistent, bains de sublimé dans une baignoire en bois (2 à 6 gr.) J. SIMON, COMBY et BLACHE).

Sublimé................	4 gr.
Sel ammoniaque......	3 gr.
Alcool..................	25 gr.

pour un bain de 80 litres.

Et ainsi de suite. — Suspension du huitième au douzième mois (Surveiller).

2° La deuxième année. — Traitement mixte.

Sirop de Gibert. — Une demi-cuillerée à café par jour pendant quinze jours.
Cesser le traitement, quinze jours.
Reprendre pendant quinze jours.
Espacer peu à peu les reprises.

3° Si la syphilis héréditaire paraît tardivement, l'iodure de potassium 1, 2, 3, 4 grammes par jour dans du lait sera donné en nature (une solution au 1/10e). Alternativement avec le mercure.

4° Alimentation abondante. — Lactate de fer (0,01 à 0,10 cent.). Séjour à la campagne ou aux bords de la mer.

Teigne Tondante (H. GILLET).

1° Les cheveux de l'enfant seront coupés au ciseau aussi courts que possible. Et chaque jour, matin et soir, la tête de l'enfant sera soigneusement savonnée, après quoi les couches superficielles de l'épiderme seront raclées à la curette (QUINQUAUD) pour atteindre les parties profondes de l'épiderme.

2° Les jours suivants le cuir chevelu sera décapé à l'aide d'application de la pommade suivante :

Carbonate de potasse pure....	10 gr.
Eau distillée..................	5 gr.
Huile d'amandes douces.......	5 gr.
Vaseline.......................	40 gr.

3° Lorsque la plaque est détergée, on emploiera soit les applications de collodion iodé (BUTTE).

Alcool à 95°..................	12 gr.
Iode métallique.............	0 gr. 75

faire dissoudre et ajouter

Collodion.....................	35 gr.
Térébenthine de Venise....	1 gr. 50
Huile de ricin..............	2 gr.

ou plus simplement les applications de coton iodé trois ou quatre nuits de suite, recouvert d'une calotte de caoutchouc. Ces vapeurs antiseptiques attaquent le champignon. — Cataplasme de fécule si l'inflammation se produit.

4° Si l'on veut opérer plus rapidement, on pourra recourir au vésicatoire classique ou collodionné (VIDAL) pansé antiseptiquement.

5° Dans tous les cas, l'épilation, très pénible chez l'enfant, sera évitée, celle-ci n'amenant au dehors qu'une partie du cheveu en raison de sa fragilité (SABOURAUD).

Tétanos infectieux *chez un nouveau-né*
(Dr Jules Renault).

1° L'enfant sera isolé de sa mère et les objets de toilette seront rigoureusement désinfectés.

2° Aucun bain ne dépassera 35°. Ceux-ci pourront être prescrits pour combattre la douleur.

3° La plaie ombilicale, lieu d'élection des toxines et des microbes pathogènes du tétanos, sera cautérisée au fer rouge ou au thermocautère et pansée au salol ou à l'iodoforme.

4° Le chloral sera administré à dose de 0,10 centigr. toutes les heures, jusqu'à concurrence de un à deux grammes suivant l'âge. L'opium sera exclu du traitement.

5° Des bains tièdes prolongés seront prescrits toutes les quatre heures, pour procurer le sommeil au jeune malade.

6° S'il est démontré que le tétanos affecte la forme chronique on pourra (?) recourir, soit aux injections sous-cutanées d'extrait de fèves de Calabar (6/10e de milligrammes par injections répétées jusqu'à 10 fois par jour (Monti). — Soit aux injections (?) de sérum d'animaux immunisés contre le tétanos, d'après la méthode de Behring et Kitasato.

7° L'éther, le chloral, le bromure de potassium, malgré leur insuffisance, méritent d'être employés pour combattre l'insomnie et la douleur.

Tœnia inerme et médiocanellata (Dr LABRIC et Dr DUCHENNE), *Enfant de 10 ans.*

1° Maintenir pendant un à deux jours l'enfant à la diète lactée et la veille au soir de l'administration du vermifuge, donner un grand lavement purgatif au sulfate de soude (20 à 30 gr.).

2° Faire prendre à l'enfant dans la matinée l'électuaire suivant en trois ou quatre fois, à demi-heure d'intervalle ;

Huile éthérée de fougère mâle..........	2 à 6 gr.
Calomel à la vapeur.	0,25 à 0,50 centigr.
Sucre en poudre.....	25 gr.
Gélatine.............	q. s.

Un nouveau lavement purgatif sera administré à l'enfant pendant l'expulsion du tœnia si les anneaux de celui-ci menacent de se rompre.

3° On évitera cet accident en faisant expulser le tœnia sur un seau plein d'eau tiède.

4° Le tannate de pelletienne doit être rarement prescrit à cause des vertiges qu'il occasionne (LABRIC). — Le Kamala échoue souvent.

5° Chez les très jeunes enfants, on pourra

prescrire le vermifuge suivant, beaucoup moins actif :

Graines de courges mondées et pilées	20 à 40 gr.
Extrait éthere de racine de fougère mâle	1 à 4 gr.
Huile de ricin	āā 10 gr.
Miel blanc	

en trois à quatre fois, à une demi-heure d'intervalle.

Torticolis.

SEMÉIOLOGIE. — Le torticolis sera différemment traité suivant la cause qui l'a produit.

On distingue quatre variétés de torticolis : congénital, musculaire, osseux, cutané c'est-à-dire cicatriciel.

Le torticolis *congénital* s'accompagne (HOLMES) d'arrêt de développement appréciable du crâne, de la face et du cou. D'autres muscles que le sterno mastoïdien sont rétractés (par position vicieuse du fœtus, convuls. utérines, maladies des centres nerveux) MOYNAC. Le torticolis *musculaire* est tantôt rhumatismal. Il est alors franchement aigu, spontanément douloureux, intermittent, lié au refroidissement, s'accompagne de courbatures, fièvre, etc., tantôt il succède à une névrose convulsive (hystérie, chorée, éclampsie) ou à une méningite cervicale (irradiations douloureuses dans le bras). Enfin il est lié à une paralysie musculaire (la tête s'incline du côté opposé au muscle paralysé.

Le torticolis osseux lié à des altérations de la colonne vertébrale (mal de Pott sous-occipital ou cervical) à marche chronique avec douleur, élargissement de la colonne cervicale, immobilité complète du cou, abcès, etc.

Le torticolis cicatriciel se rattache à des cicatrices apparentes.

La simple contracture musculaire s'efface sous le chloroforme.

I. — *Torticolis congénital.* — 1° L'enfant sera opéré de bonne heure (GIRALDÈS) vers un an, car la persistance de l'attitude vicieuse altérerait la conformation des vertèbres cervicales et empêcherait la tête de conserver la position verticale.

2° Aucun appareil ne pouvant être supporté chez les très jeunes enfants, on pratiquera aussitôt après la ténotomie, des massages, des frictions et des manipulations quotidiennes des muscles du cou.

On pourra aussi maintenir le redressement du cou à l'aide de bandes de toile ou de diachylum fixées circulairement à la tête et à la ceinture et reliées l'une à l'autre par une bande verticale passant en avant et en arrière de l'épaule. La couronne de la tête peut être remplacée par une calotte ou un bonnet serré à fixer sous le menton. La minerve de Gerdy, à faire porter plus tard (GIRALDÈS) se compose d'un cimier métallique recourbé, mobile, mais pouvant être fixé à une plaque dorsale immobilisée par de larges bretelles, et au bassin par un tuteur spinal et un ressort circulaire à pelotes. Du sommet du cimier descend une fronde sous-mentonnière fixée circulairement au front par une bretelle. Le cimier fixé par sa tige sur la plaque dorsale, peut pivoter sur son axe et maintenir la tête dans une position déterminée (GIRALDÈS). V. traité des bandages de Gerdy 1826, pl. XX.

II. *a*). — Le torticolis musculaire sera médicalement traité :

1° Par l'enveloppement de cataplasmes chauds en cravate.

2° Par l'administration de la potion suivante:

Salycilate de soude	1 à 4 gr.
Sirop thébaïque...............	20 gr.
Potion de Todd	100 gr.

3° Par l'antipyrine 0,15 centig. par année d'âge — en plusieurs fois.

4° Par l'immobilité et le repos.

b) S'agit-il de la forme méningitique, l'immobilisation à l'aide d'un appareil plâtré, ou en gutta percha, c.-à-d. mobile permettant l'application de pointes de feu, ou de cautères volants devra être conseillé. L'immobilisation, à plat sur le dos, sans oreiller, calmera la douleur et préviendra l'attitude vicieuse.

c) Dans la forme paralytique, le massage et les électrisations conviennent seuls avec l'administration des toniques.

d) Le torticolis cicatriciel exige l'intervention chirurgicale.

Tubage dans le croup après serothérapie

Dr Lavrand, de Lille [1] et Dr Chaillou [2]
Dr Sevestre et L. Martin [3].

Contre-indications absolues au tubage (Chaillou). 1° Diphtérie toxique. Bronchopneumonie étendue, œdème considérable des replis aryténoépiglottiques qui obstruerait le tube. (Lavrand).

Instrumentation. — 1° Six tubes courts et légers, dorés, differents suivant les âges (Collin-Charrière). Chaque tube a son mandrin.

2° Introducteur. Extracteur. Ecouvillons. Plaque graduée pour mesurer les tubes.

Manuel opératoire: Immobiliser l'enfant maintenu enveloppé d'une alèze et tenu assis sur les genoux d'un infirmier qui croise les jambes pour entraver ses mouvements. Placer l'ouvre-bouche ou glisser l'ouvre-bouche latéral de Legroux) entre les molaires gauches. Cet instrument est tenu par un aide.

Tête absolument droite, sans inclinaison

1. Cf. *La pratique journalière* (Dr Lavrand de Lille) 10 octobre 1896, p. 258 et suiv.

2. Dr Chaillou (*Serumthérapie et tubage du larynx* 1896. Th. de Paris).

3. Sevestre et L. Martin (*Traité des maladies de l'enfance*, tome 1er, p. 688 et suiv. chez Masson, 1896.

dans aucun sens, tenu fixée par l'infirmier, dont la main droite placée sur le front de l'enfant applique l'occiput contre sa poitrine.

L'opérateur placé en face du malade, introduit l'index gauche jusqu'à l'épiglotte, la relève, glisse sur ce doigt le tube muni de son mandrin et fixé à l'introducteur par un fil de soie bien tendu, préalablement passé dans le trou de la tête du tube.

Le tube est poussé d'emblée au fond du pharynx, puis ramené au contact du bord radial de l'index gauche, qu'il contourne de façon à venir se placer entre la pulpe de l'index et l'epiglotte.

Le manche de l'introducteur devra être exactement sur la ligne médiane, à égale distance à peu près des deux arcades dentaires.

A la première inspiration brusque de l'enfant, le tube pénètre. Si l'enfant refuse de crier, ou cesse de respirer, on obture d'abord la glotte avec l'index (L. Martin) et on relève le doigt quelques secondes après; l'enfant respire et le tube, jusque-là appliqué en attente contre la paroi postérieure du pharynx, est introduit dans l'orifice supérieur du larynx.

L'index gauche explore alors la paroi postérieure du larynx, et cherche à sentir le tube métallique à travers cette paroi (pont membraneux).

C'est alors *seulement* que le mandrin est retiré, pendant que l'index gauche empêche le tube de ressortir, en le maintenant avec l'ongle de ce même index. Pour relâcher le mandrin du tube, on doit soulever le levier avec le pouce droit. Aussitôt le mandrin retiré, l'enfant respire librement.

Après l'extraction du mandrin, et le fil de soie retiré, ainsi que l'ouvre-bouche, l'enfant doit respirer librement. On lui administre un grog chaud.

Si la *respiration est incomplète*, on *ne retire pas le fil de soie*. L'expulsion ou l'extraction volontaire du tube favorise souvent le rejet de fausses membranes. On peut alors pratiquer des injections intra trachéales d'huile mentholée (1 à 10 cmc cub. à 5 p. 100).

On évitera l'encombrement du tube en saturant l'atmosphère de la pièce d'humidité (infus. d'eucalyptus) et en favorisant l'antisepsie de la bouche.

DÉTUBAGE. — Le tube peut rester de un à cinq jours en place, jamais plus. On détube d'autant plus vite que la température baisse plus vite.

Si l'on s'est servi des *tubes courts* (de BAYEUX) on pourra l'extraire *par énucléation*. La main gauche fixe la tête par les pariétaux. La main droite presse entre le pouce et l'index droits l'extrémité inférieure du tube court, au niveau du tubercule du cricoide. En même temps, la main gauche fléchit la tête, le larynx se raccourcit, s'élargit et le tube est expulsé.

L'extracteur de Collin nous paraît le meilleur.

Tuberculose pulmonaire. — *Enfant suspect d'hérédité.* — **Prophylaxie.** (PICOT et *passim.*)

1° L'enfant sera mis dès sa naissance au sein d'une bonne nourrice. — La mère surtout, si elle est suspecte, ne devra pas nourrir son enfant, qui ne couchera pas dans la chambre des parents.

L'allaitement mixte sera interdit. La nourrice sera conservée jusques à l'âge de 15 mois. — Ou jusqu'à la sortie des quatre canines.

Le sein sera même donné jusqu'à deux ans, si l'enfant est nerveux ou s'il est enclin à la diarrhée.

2° Après sevrage, l'emploi du phosphate de chaux (1 à 2 gr.) — des soupes grasses — de la pulpe de viande, des œufs frais sera conseillé. Plus tard on insistera sur l'administration des aliments azotés gras (huiles, beurre, sauce mayonnaise, rillettes, jambon cuit, etc.).

3° Vers 5 ans, au moment de la première poussée de croissance, on conseillera la vie au grand air, dans un climat doux (Arcachon, Vannes, Jersey) de préférence au bord de la mer (Cannes, Hyères). On y pratiquera quotidiennement des lotions froides ou tièdes suivant la saison. — L'enfant sera vêtu de flanelle et chaussé de bottines doublées de semelles de liège ou de molleton. La gymnastique en hiver, sera conseillée à défaut de promenade, si l'enfant habite un climat froid.

4° Aération trois heures par jour en été, une heure par jour en hiver, de la pièce dans laquelle l'enfant dormira la nuit.

5° A chaque indication symptomatique on opposera les moyens classiques (liqueur de Fowler II à VI gouttes. Sulfate de quinine 0,20 à 0,40 centigr.) dans le cas de fièvre (Opium brut 0,01 et acétate de plomb 0,01 centigr. *bis* ou *ter*) dans la diarrhée. — Enfin et surtout, la créosote en solution à 1 p. 100 dans du rhum et sirop de menthe comme excipient etc. ou à dose double en lavement dans du lait (créosote, 5 à 50 gouttes en émulsion chaque jour avec un jaune d'œuf), etc.

Tuberculose *chez un Enfant atteint d'adénopathie trachéobronchique.* — Marche paroxystique. Tempérament sanguin. Scrofule antérieure. (Ferrand.)

1° Un badigeonnage de teinture d'iode, alternant de temps à autre avec l'application d'un vésicatoire volant, sera pratiqué tantôt au devant du sternum, tantôt entre les deux épaules.

2° Chaque matin l'enfant prendra deux à trois gouttes (suivant l'âge) de la solution d'iode iodurée de Lugol — ou une cuillerée à dessert d'huile de foie de morue, s'il la digère bien.

3° Ces préparations pourraient être alternées soit avec le sirop iodo-tannique (MARFAN), avec le sirop de lacto-phosphate de chaux (MARFAN) ou mieux encore avec la préparation suivante :

Sirop anti-scorbutique......	100 gr.
Iodure de potassium........	2 gr.

De 2 à 4 cuillerées à café par jour.

4° En cas de toux persistante, on donnera 3 à 4 fois par jour entre les repas, une cuillerée à café de la potion suivante :

Eau de tilleul.........	100 gr.
Sirop de codéine......	20 gr.
Teinture de datura....	XX gouttes.
Teinture de cigüe.....	XXV gouttes.
Teinture d'ambre.....	X gouttes.

5° Une saison aux Eaux de Challes sera proposée avec avantage.

6° Au réveil, on donnera à l'enfant une tasse de lait d'ânesse si l'intestin est susceptible, additionné d'eau de chaux médicinale en cas de diarrhée.

7° Le régime sera composé de viandes tendres, cervelles, poissons, œufs, panades, gelées diverses. — Vin de Bordeaux à la fin du repas.

Typhlite et péritiphlyte infantile

Chez un enfant de 8 à 10 ans. (P. Le Gendre.)

1° Combattre la douleur au moyen d'applications locales d'une forte couche de la pommade suivante :

Pommade	Onguent mercuriel double.	30 g.
	Extrait de belladone.......	4 g.
	Extrait d'opium............	1 g.

recouverte d'un cataplasme très chaud.

Donner aux enfants déjà grands, un peu d'opium à l'intérieur.

2° Irrigations antiseptiques de l'intestin, pratiquées *très lentement* deux fois par jour avec une quantité d'eau à 38° variable selon l'âge, et contenant :

Borate de soude..............	2 gr.
Eau tiède.....................	1000 gr.

Ajouter	Teinture de benjoin..	āā 2 gr. 50
	Alcool camphré......	

3° Repos absolu.

4° User peu des purgatifs et seulement des plus doux (magnésie dans l'eau sucrée).

5° Régime alimentaire : lait d'abord coupé d'eau alcaline et en petite quantité à la fois, plus tard additionné de jaunes d'œufs.

Plus tard antisepsie par la voie gastrique (Benzo-naphtol 0,50 à 2 gr. par jour).

Fièvre typhoïde grave. — Hypertermie avec adynamie, diarrhée profuse et congestion pulmonaire.

Enfant de 5 ans. (Dr LABRIC.)

1° Le malade sera soumis à la médication balnéaire, en observant les règles tracées à l'article : Pneumonie du sommet.

A défaut des bains, on pourra utiliser cinq à six fois par jour, l'enveloppement dans le maillot humide, ou même les bains tièdes quotidiens (Rendu) pour favoriser la diurèse après avoir toutefois combattu la diarrhée profuse par la potion suivante :

Diascordium..................	2 gr.
Sous-nitrate de bismuth.......	2 gr.
Teinture de canelle...........	8 gr.
Sirop d'éther..................	25 gr.
Potion de Todd...............	75 gr.

par cuillerées toutes les trois heures.

2° Dans l'après-midi, on alternera cette potion avec la potion suivante :

Extrait mou de quinquina.....	4 gr.
Rhum vieux...................	20 gr.
Musc..........................	0,20 c.
Vin de Porto ou de Lunel	60 gr.

3° Ventouses sèches sur le dos et à la racine des muscles inférieurs.

4° Si l'hypertermie persiste, et s'accompagne de selles, particulièrement fétides, on administrera le lavement suivant :

Glycérine médicinale..........	40 gr.
Acide phénique neigeux.......	0,20 c.
Eau amidonnée................	160 gr.

à faire garder après un lavement évacuant simple ou à l'hyposulfite de soude (2 p. 100), donné une heure avant.

5° Limonade vineuse, eau albumineuse, lait bouilli, ad libitum, par verrées toutes les 2 heures.

Urticaire (ab ingestis)

Enfant de 4 ans. (DAUCHEZ.)

1° Faire prendre à l'enfant pendant deux à trois jours de suite, à dose laxative, une à deux cuillerées à café de l'électuaire suivant :

Magnésie anglaise........	aa 5 gr.
Soufre sublimé et lavé ...	
Crème de tartre	
Miel blanc................	

2° Soumettre l'enfant à l'usage exclusif du lait. Et plus tard suspendre l'usage du poisson, des fruits, notamment des fraises.

3° Bains gélatineux, (100 à 200 gr.) prolongés, (20, 30, 40 min.) tièdes. Eviter d'essuyer l'enfant, et attendre deux heures au moins, avant d'appliquer au pinceau (le soir de préférence), le liniment suivant :

Chloroforme pur.............	2 à 4 gr.
Teinture d'aconit...........	6 gr.
Huile d'amandes douces.....	90 gr.

M. S. A. — Agitez — (usage ext.)

4° En cas d'excitation la nuit, lotions chaudes d'eau de pavots ou de décoction de tabac, suivies d'applications de la poudre suivante (très abondamment).

Talc finement pulvér......	aā parties égales
Oxyde de zinc.............	
Fleur d'amidon chimiquement pure..............	

Variole au début. — Menace de variole confluente.

Enfant d'un an. (Béclère et Dauchez.)

1° L'enfant sera isolé dans une chambre vaste, bien aérée, dont la température variera entre 17 et 18°. Aussitôt que le diagnostic aura été porté, on injectera à l'enfant de 100 à 500 centimètres cubes de sérum de génisse vaccinée, le plus promptement possible, et à des intervalles aussi rapprochés que possible.

2° Chacune des pustules de la face sera perforée avec une aiguille flambée le jour même de son apparition, puis lotionnée à la solution de sublimé faible 1 p. 2000 ou p. 3000. Au besoin on pourrait recouvrir de compresses de gaze imbibées de cette même solution, les parties malades, pendant une ou 2 heures.

Si l'enfant est très indocile, on étendra sur les pustules une couche de l'onguent suivant (Bataille).

Onguent mercuriel............	12 gr.
Cire jaune....................	5 gr.
Poix noire....................	3 gr.

3° Trois fois par jour (Labric) (us. ext.) l'œil sera surveillé, et à la moindre apparition des postules varioliques sur la conjonctive, celles-ci seront touchées légèrement au crayon mitigé de nitrate d'argent, on introduira ensuite quelques gouttes de :

Huile de Vaseline stérilisée....	15 gr.
(en flacon bien bouché).	

4° L'enfant sera maintenu à une diète sévère pendant toute la période fébrile.

Limonade vineuse, bouillon ou lait, cognac étendu d'eau, glace à la framboise, etc., et lotions fréquentes de la bouche (élixir dentifrice de la Croix de Genève).

5° On combattra l'agitation et l'insommie, à l'aide du chloral en lavement (0,25 centig. dans du lait add. d'un jaune d'œuf).

6° Pendant la journée, on pulvérisera sur les surfaces malades pendant une minute, avec la solution de Talamon.

Sublimé	} $\overline{\text{aa}}$ 0,50 cent.
Acide tartrique	
Alcool à 90°	5 cent. cubes.
Ether	q. s. p. 50 c.c.

7° La médication éthéro-opiaciée (DUCASTEL) ne sera employée que si la variole s'annonce très confluente. A la place des injections d'éther très douloureuses (COMBY) on prescrira le sirop d'éther (4 à 6 cuill. à café ou à dessert par jour) et l'opium sous forme de laudanum : une à deux gouttes dans du sirop d'éther, en 4 à 6 fois.

8° A la période de suppuration, bain à 30° renouvelé 15 à 20 fois, du début de la suppuration à la période de dessiccation.

9° Traitement général (sirop ou extrait de quinquina).

10° L'entourage ou la garde devra se laver fréquemment les mains dans une solution de sublimé au millième et se revêtir d'une blouse de toile en entrant dans la chambre du malade.

Végétations adénoïdes du naso pharynx ;
Enfant de 8 ans, présentant
un arrêt de développement du thorax, de la surdité et de l'adénoïdite.

SÉMÉIOLOGIE. — Enfant petit, à thorax aplati, relativement sourd, ronflant la nuit, ne mouchant pas,

Au toucher on sent des végétations modérément tuméfiées.

1° Les végétations adénoïdes seront désinfectées au moyen de grandes irrigations nasales d'eau salée, ou boriquée (sol. saturée).

2° Des badigeonnages avec la solution de glycérine résorcinée.

Glycérine neutre.... Résorcine...........	$\overline{aa}$ parties égales.

pourront être pratiquées tous les deux jours au moins.

3° Une bonne hygiène sera observée (bains de pieds chauds, douches générales ou périphériques). Le traitement général (huile de foie de morue, etc.) sera prescrit.

4° Dans les cas où les végétations sont de très petit volume, ces végétations seront badigeonnées après désinfection avec une des deux solutions suivantes :

Glycérine médicinale. Perchlorure de fer liquide à 30°.........	$\overline{aa}$ parties égales.
Glycérine neutre...... Teinture d'iode fraîche non acide..........	$\overline{aa}$ parties égales.

Végétations adénoïdes volumineuses avec Otorrhée *chez un enfant sourd depuis 2 ans* Dyspnée nocturne (Dr Castex). — Céphalalgie diurne.

1° Comme dans le cas précédent, les fosses nasales seront soigneusement désinfectées, irriguées et badigeonnées avec les solutions indiquées plus haut.

2° Trois ou six semaines après ce traitement médical, lorsque l'antisepsie aura été complète, on interviendra chirurgicalement par le curetage du cavum à l'aide de la curette fenêtrée. Après anesthésie au bromure d'éthyle.

3° On sursoiera à toute intervention de ce genre, sauf cas de force majeure, si l'enfant est hémophylique, présente quelques anomalies artérielles, est cardiaque, (en raison des dangers du bromure d'éthyle (5 gr.) — en cas d'épidémie diphtéritique, grippales, etc., en cas d'adénoïdite ou de bronchite aiguë.

4° L'intervention chirurgicale devra être effectuée entre un an et quinze ans de préférence.

Vulvo-vaginite

Chez une petite fille de deux ans

(H. Dauchez.)

1° Chaque jour, deux fois par jour, on fera pratiquer par la mère, après avoir exigé une désinfection complète des mains de l'opérateur, une des injections suivantes à l'aide d'une canule en verre, ou d'un drain un peu rigide introduit à 4 ou 5 centimètres de profondeur dans le vagin.

Le choix de l'injection variera suivant la résistance de la leucorrhée au traitement.

On fera passer de 500 à 800 grammes de l'une des solutions suivantes (sauf l'injection C).

A. — Injection chaude 35 à 38°, avec la solution de sulfate de cuivre au centième (2 à 3 jours).

B. — Injections à la solution de sublimé, à 1 pour 5000, un ou deux jours au plus, (parfois mal tolérées).

C. — Injections à la solution de nitrate d'argent (3 jours de suite).

Eau distillée....................	80 gr.
Nitrate d'argent cristallisé.....	1 gr.

Environ 30 gr. par injection, suivie d'une large irrigation d'eau salée (1/2 litre à un litre).

2° Après chaque irrigation, appliquer au devant de la vulve une petite pièce de gaze désapprêtée, légèrement enduite de vaseline salolée à 1 p. 150 (fixée par un bandage en T.

3° Bains sulfureux deux fois par semaine.

4° Conserver la canule ou le drain dans une solution de lysol à 2 p. 100.

TABLE DES MATIÈRES

(160 CONSULTATIONS)

FIN

Achevé d'imprimer

le vingt-neuf avril mil huit cent quatre-vingt-dix-neuf

PAR FR. SIMON

SUCCESSEUR DE ALPH. LE ROY, IMPRIMEUR BREVETÉ

A RENNES

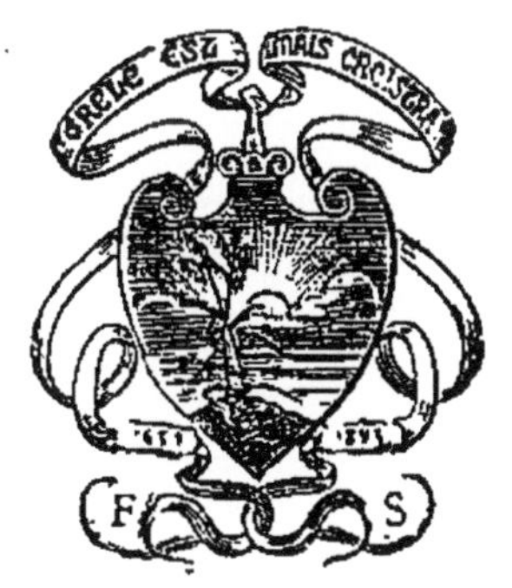

POUR LE COMPTE DE LA

SOCIÉTÉ D'ÉDITIONS SCIENTIFIQUES

LE Dr H. LABONNE ÉTANT DIRECTEUR

A LA MÊME SOCIÉTÉ D'ÉDITIONS

AUVARD, accoucheur des hôpitaux, et PINGAT (Le Dr). — **Hygiène infantile ancienne et moderne,** Maillot, berceau et biberon à travers les âges. 1 vol. in-18 jésus, illustré de 85 figures dans le texte. . 1 fr. 50
Cartonné avec dorures spéciales . . . . 2 fr. 50

BARTÈS (Dr Émile), médecin-inspecteur de la Société protectrice de l'enfance. — **Manuel d'hygiène scolaire,** à l'usage des médecins et instituteurs des lycées, collèges, etc. 1 vol. in-18 de 150 p. 2e éd. 2 fr. 50

BERTRAND (René). — **Quelques réflexions sur l'élevage des petits enfants à la campagne.** 1 vol. in-8 . . . . 4 fr.

CANCALON (Le Dr A.-A.). — **L'Hygiène nouvelle dans la Famille.** Préface du Dr DUJARDIN-BEAUMETZ, membre de l'Académie de médecine. 2e édition augmentée. — Envoi franco contre un mandat de 4 fr. pour recevoir ce volume cartonné avec fers spéciaux.

CASSINE (Le Dr Léon), de Saint-Quentin. — **Le Conseiller de la jeune Femme, Mères et Nourrices,** 17e volume de la Petite Encyclopédie médicale . . . . 3 fr.

DROUET (Dr Henri). — **Nourrices sur lieu, Conseils aux jeunes Mères.** Nouveau volume (le 15e) de la Petite Encyclopédie médicale. . . . . 3 fr.

MEUNIER. — **Les Victimes du lait.** 1 vol. in-12 de 332 p. . . . 4 fr.

OUDAILLE. — **Aux jeunes Femmes** . . . . 1 fr.

PETIT (Le Dr), médecin du dispensaire de l'Œuvre des Enfants tuberculeux et des hôpitaux d'Ormesson. — **Pour nos Enfants,** conseils d'hygiène physique et morale, volume in-18 cartonné. . . . . 3 fr.

PINEAU (Le Dr Henri). — **La Femme et l'Enfant.** Deuxième édition, in-18 de 360 pages. . . . . 4 fr.

SELLE (Dr A.-E.). — **Le Guide maternel ou l'Hygiène de la Mère et de l'Enfant.** In-18 de 200 pages, avec figures . . . . 4 fr.

VERRIER (Dr E.), lauréat de l'Académie de médecine, ancien aide d'accouchement à la Faculté. — **Hygiène de l'Enfance et de l'Adolescence** . . . . 3 fr.

Imprimerie Fr. Simon, Rennes.

www.ingramcontent.com/pod-product-compliance
Ingram Content Group UK Ltd.
Pitfield, Milton Keynes, MK11 3LW, UK
UKHW020136220726
13923UKWH00001B/201